配布資料
(PowerPoint & PDFデータ)

CD付き

職場のラインケア研修マニュアル

…… 管理職によるメンタルヘルス対策 ……

関屋裕希・川上憲人・堤 明純 著

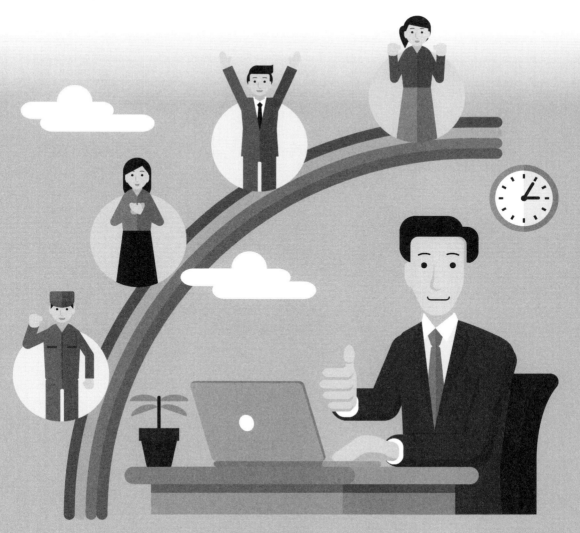

誠信書房

序　文

　ずいぶん前のことになりますが，私が某企業で職場のメンタルヘルスの仕事を始めたときには，メンタルヘルス不調者の早期発見・対応，職場復帰にとても時間とエネルギーがかかり，一方で経過はそれほどうまく進まず，大きな困難を感じたことがありました。しかしその後，管理監督者のメンタルヘルス教育研修が企業内で定期的に実施されることになり，こうした困難が魔法のように解消していったことを記憶しています。産業医や保健師，あるいは精神科医や臨床心理士などの専門家は，どんなに優れた技術を持っていても，従業員に毎日会って様子を観察し，必要な対応ができるわけではありません。管理監督者に理解者になってもらい，日々の役割を担ってもらうことが必要になります。そのため管理監督者教育は，すべての職場のメンタルヘルス対策の基礎と言えます。

　管理監督者向けの教育研修は，職場のメンタルヘルス対策を組織的に，計画的に実施するために，管理監督者に定められた役割を担っていただけるように行うものです。私が職場のメンタルヘルスの仕事を始めた当時は，精神科医を講師に呼んで難しい精神医学の話を聞いた後で，精神的な病気は下手に対応すると危険なので，管理監督者は十分気をつけるように，とのメッセージで終わるという教育研修が行われていました。しかし，これでは管理監督者は，自分が何をしたらいいのかわからなくなってしまいます。管理監督者向けの教育研修は，明確な到達目標を設定し，それを達成するために有効な方法を用いて実施される必要があります。過去10年あまりの研究と経験に基づいて，効果的な教育研修が行えるようになってきました。こうした知識は，今やすべての産業保健スタッフが身につけておくべきものになっています。

　最近になって，職場のメンタルヘルス対策のための管理監督者教育研修を，生産性の向上や活気ある職場づくりのために人事部門が行う，管理監督者向けのマネジメント教育研修のなかに含めてしまおうという考えが生まれました。健康管理部門だけでなく，健康管理以外の部門とも協力して管理監督者教育研修を行うことで，もっと効率的，効果的に，管理監督者教育研修を進めることができるようになると期待されます。

　本書では，職場のメンタルヘルス対策における管理監督者向けの教育研修という基礎となる活動について，最近の科学的根拠に基づいた方法論や，管理監督者のマネジメント能力（コンピテンシー）に着目した新しい考え方について解説しています。また，これらを踏まえた教育研修の実践方法を具体的に紹介しています。職場のメンタルヘルス対策のた

めに管理監督者教育研修をこれから始めようとするかた，より効果的になるように現在のやり方を見直してみたいかた，新しい視点からの教育を手がけてみたいかたに，本書はきっとお役に立つことと思います。

2018 年 1 月

川上 憲人

まえがき

　本書は，科学的根拠に基づいた管理監督者教育の企画・実践方法に関する基礎的な内容と，英国で開発された管理監督者のマネジメントコンピテンシーリストをもとに，実際の研修経験を積み重ねて得られた先進的な実践例を紹介したマニュアルです。職場のメンタルヘルスを進める産業保健スタッフのために書かれました。

　このマニュアルは，四つのパートで構成されています。
　「Ⅰ 知識編」では，管理監督者教育の基本的な考え方と，これを効果的に行うためのポイントを紹介しています。このマニュアルを執筆する時点で明らかになっていた科学的根拠をもとに作成した，管理監督者教育を行うためのガイドラインの概要を，その作成手順とともに示しています。
　管理監督者研修は，職場のメンタルヘルス対策として，多くの事業場で実施されている方策の一つです。しかし，効果的な研修にするために，何を，どう伝えたらよいか，といった課題は教えられることがなく，各職場での経験に基づいて研修がなされていました。1990年代に入って，管理監督者研修が部下のメンタルヘルスに好ましい影響を与えることについての研究成果が提出されるようになり，これらの成果（科学的根拠）を系統的に収集してガイドラインが作成されました。ガイドラインの利点のひとつは，実務を行ううえでの指針を示してくれることです。職場のメンタルヘルス対策としての管理監督者研修を行うにあたって，読者は，誰に対して，どのような内容を，どのように（どれくらいの頻度で）実施することがお勧めなのか，理解できると思います。
　「Ⅱ 新しい視点編」では，職場のメンタルヘルス対策の潮流となっているポジティブメンタルヘルスの考え方を紹介し，管理監督者研修の新しい方向性を示しています。
　管理監督者研修を通して「健康いきいき職場づくり」を目指す取り組みは，今，とても注目を集めています。このセクションでは，リスク要因を低減するかたちの従来のメンタルヘルス対策に加えて，職場の心理的資源を向上させることで，労働者の健康や，いきいき（ワーク・エンゲイジメント）や，職場の一体感を高めて，労働者のウェルビーイングと事業場の生産性を高めようとする，健康いきいき職場づくりの理論を紹介しています。
　注目されているもう一つの潮流は，マネジメントを通した職場のメンタルヘルスの推進を，管理監督者の能力（コンピテンシー）ととらえようとする流れです。管理監督者自身

の態度や行動が従業員のメンタルヘルス不調の発症に影響することから，職場のストレスに関するマネジメントやリーダーシップの重要性が，国際的にも認識されるようになりました。英国の安全衛生庁（HSE：Health and Safety Executive）で，部下のストレスを予防し軽減する，管理監督者の能力に関する4領域，12下位尺度からなるマネジメントコンピテンシーリストが開発されました。邦訳されたコンピテンシーリストを用いて実施された管理監督者研修では，管理監督者のコンピテンシーが高いほど，その部下の心理的ストレス反応は低く，従業員のいきいきの指標であるワーク・エンゲイジメントが高くなることが示されています。

「Ⅲ 実践編」では，「ストレスを予防するHSEマネジメントコンピテンシー（管理職としての行動や能力）リスト」を使用した管理監督者研修のプログラムの実践方法を，健康いきいき職場づくりの考え方を示しながら紹介しています。CDに収載したPowerPointスライドやPDFを使った具体的な研修の手順を紹介していますので，読者が研修の勘所をつかむことができるように工夫しています。研修のために準備するもののリストや時間構成例は，実際に研修を企画するのにとても役立つと思います。複数の事例や対象者に合わせた活用方法を紹介しており，読者が自身の事業場の状況に合わせてアレンジできるようにしています。

「Ⅳ 配布資料」では，実際の研修を行う際に便利な資料をまとめて掲載しています。スライドの例とともに，CDに収載されている行動計画や振り返りシートなどのフォーマットを使って，実際の研修を行うことができます。

管理監督者研修の究極の目的は，管理監督者に，彼らの役割として，職場のメンタルヘルスに寄与できるよう行動してもらうことです。本マニュアルには，管理監督者の行動変容を支援する行動科学的な要素がちりばめられています。

なお，ガイドラインの推奨事項は，あくまで一般的なお勧めであって，必ずしも遵守しなければならない事項ではありません。職場の状況に合わせて取捨選択が可能です。また，研修で管理監督者に修得してもらう内容は多く，最初からすべてを網羅する必要もありません。その職場で足りないところを少しずつ埋めていければよいのです。

このマニュアルを使うことによって，読者は，自ら管理監督者研修を立案し，実施することができるようになるでしょう。

2018年1月

堤 明純

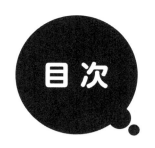

序文 ⅲ
まえがき ⅴ

Ⅰ 知識編

1. 管理監督者教育研修の基本的な考え方 — 2
1）4つのメンタルヘルスケアの推進 … 2
2）管理監督者への教育研修・情報提供に含めるべき内容 … 3
2. 効果的な管理監督者教育研修のための二つのポイント — 3
1）科学的根拠に基づいたプログラムの選択 … 3
2）プログラム運用上の工夫 … 4
3. ガイドライン作成の手順 — 6
1）文献レビュー … 6
2）原案の作成 … 7
3）専門家意見の収集・改定 … 8
4）マニュアルの作成 … 8
4. ガイドラインの内容 — 8
5. 実施のポイント — 9
1）「対象の選定」に関する推奨 … 10
2）「研修内容・形式」に関する推奨 … 12
3）「研修頻度・期間」に関する推奨 … 16

Ⅱ 新しい視点編

1. 健康いきいき職場づくりの考え方と新しい管理監督者教育研修のあり方 — 20
1）健康いきいき職場の三つの条件 … 21
2）健康いきいき職場づくりの理論モデル … 21
3）健康いきいき職場づくりの三つの特徴 … 22
4）健康いきいき職場の評価方法 … 22
5）健康いきいき職場づくりの位置づけ … 23
6）新しい管理監督者教育の考え方 … 24

2．HSE マネジメントコンピテンシーリストとリストを活用した管理監督者教育研修 ── 24
    1）英国安全衛生庁（HSE）による開発研究…………………………… 25
    2）HSE マネジメントコンピテンシーリスト日本語版の開発 …………… 26
    3）HSE マネジメントコンピテンシーリストを活用した教育研修プログラムとその効果………………………………………………………… 27

III 実践編

1．研修の概要 ── 34
    1）企画………………………………………………………… 34
    2）対象者……………………………………………………… 34
    3）人数………………………………………………………… 34
    4）グループの構成…………………………………………… 34
    5）回数………………………………………………………… 35
    6）時間………………………………………………………… 35
    7）場所………………………………………………………… 35
    8）実施のタイミング………………………………………… 35

2．ガイドラインとの対応 ── 38
3．研修の流れ（タイムテーブル）── 38
4．研修で使用するもの ── 38
    1）設備………………………………………………………… 38
    2）配布資料…………………………………………………… 40

5．実際の進め方 ── 40
    1）導入………………………………………………………… 40
    2）企業におけるメンタルヘルス対策の意義……………… 41
    3）管理監督者の役割………………………………………… 46
    4）健康いきいきマネジメントワークショップ…………… 50
    5）マネジメント行動計画を立てる………………………… 59
    6）まとめ……………………………………………………… 61

6．フォローアップについて ── 63
    1）フォローアップの目的…………………………………… 65
    2）フォローアップを行う時期……………………………… 65
    3）フォローアップで行うこと……………………………… 65
    4）フォローアップを行ううえで大切なこと……………… 66
    5）実際のフォローアップの進め方………………………… 67

Ⅳ 配布資料

　Ⓐ研修用スライド資料……………………………………………………… 72
　Ⓑストレスを予防するHSEマネジメントコンピテンシー（管理職としての
　　行動や能力）リスト〈HSEマネジメントコンピテンシーリスト〉………… 81
　Ⓒ「強み」シール一覧……………………………………………………… 87
　Ⓓグループワーク用シート………………………………………………… 88
　Ⓔ個人計画ワークシート…………………………………………………… 89
　Ⓕ振り返りシート…………………………………………………………… 90
　Ⓖ振り返りシート（事例）………………………………………………… 92

あとがき　95

I
知識編

　知識編では，管理監督者教育の基本的な考え方と，効果的に行うためのポイントを紹介します。
　また，科学的根拠に基づいた管理監督者教育を行うためのガイドラインについて，その概要（作成手順，内容）と，ガイドラインで推奨した項目を実施する際のポイントについても，説明します。

1　管理監督者教育研修の基本的な考え方

　管理監督者教育研修は，管理職によるケアの推進を目的としており，職場でメンタルヘルスケアを行う意義や，職場のメンタルヘルス対策における管理監督者の役割を理解してもらい，職場環境の改善や労働者からの相談対応，職場復帰の支援，事業場内産業保健スタッフとの連携などを，適切に実施できるように支援する手段のひとつです。

　まずは，2006 年に厚生労働省が，事業場において労働者の心の健康の保持増進のための措置（メンタルヘルスケア）が適切かつ有効に実施されるようになることを目的として出した，「労働者の心の健康の保持増進のための指針」（2006 年 3 月 31 日公示，2015 年 11 月 30 日一部改正）に基づいて，管理監督者教育研修の位置づけなど，基本的な考え方を解説します。

1）4 つのメンタルヘルスケアの推進

　この指針では，事業者は衛生委員会または安全衛生委員会において十分な調査審議を行い，メンタルヘルスケアに関する事業場の現状と問題点を明確にし，その問題点を解決する具体的な実施事項についての基本的な計画（「心の健康づくり計画」）を策定し，実施することが求められています。そして，計画の実施においては，以下の 4 つのケアが継続的かつ計画的に行われることが重要だとされています。

(1) **セルフケア**——労働者自身がストレスや心の健康について理解し，自らのストレスを予防，軽減，あるいはこれに対処するもの。
(2) **ラインによるケア**——労働者と日常に接する管理監督者が，心の健康に関して職場環境などの改善や，労働者に対する相談対応を行うもの。
(3) **事業場内産業保健スタッフ等によるケア**——事業場内の産業医等の産業保健スタッフらが，事業場の心の健康づくり対策の提言を行うとともに，その推進を担い，労働者および管理監督者を支援するもの。
(4) **事業場外資源によるケア**——事業場外の機関および専門家を活用し，その支援を受けるもの。

　「ラインによるケア」については，管理監督者が部下である労働者の状況を日常的に把握しており，個々の職場における具体的なストレス要因の改善を図ることができる立場にあることから，管理監督者は職場環境などの把握と改善，労働者からの相談対応を担う必要があるとされています。

　管理監督者教育研修は，上記 4 つのメンタルヘルスケアのうち，「ラインによるケア」に関

する情報提供や行動変容を促す具体的な推進対策のひとつと言えます。

2）管理監督者への教育研修・情報提供に含めるべき内容

「労働者の心の健康の保持増進のための指針」には，管理監督者への教育研修や情報提供において含めるべき内容が示されています。それは以下の11項目です。

① メンタルヘルスケアに関する事業場の方針
② 職場でメンタルヘルスケアを行う意義
③ ストレスおよびメンタルヘルスケアに関する基礎知識
④ 管理監督者の役割および心の健康問題に対する正しい態度
⑤ 職場環境などの評価および改善の方法
⑥ 労働者からの相談対応の方法（話の聴き方，情報提供および助言の方法など）
⑦ 心の健康問題により休業した者の職場復帰への支援の方法
⑧ 事業場内産業保健スタッフ等との連携およびこれを通じた事業場外資源との連携の方法
⑨ セルフケアの方法
⑩ 事業場内の相談先および事業場外資源に関する情報
⑪ 健康情報を含む労働者の個人情報の保護など

2　効果的な管理監督者教育研修のための二つのポイント

セルフケアについて解説している本書の姉妹本，『職場のストレスマネジメント——セルフケア教育の企画・実施マニュアル』（島津，2014）にもあるように，教育研修を効果的に行うためには，①科学的根拠に基づいて教育効果の確認された内容を，②適切な形式で運用する，ことが重要です（Kristensen, 2005）。これはどんな教育研修にも共通して言えることですが，科学的に有効とされる内容であったとしても，参加者のニーズと合致していない，専門用語ばかりでわかりづらい，一方的な講義形式で実践的でないなど，運用の仕方が適切でないと教育効果は期待できません。一方で，面白さや楽しさがある研修であったとしても，科学的根拠が乏しいと，その場限りの満足感で終わってしまうなど，教育効果の継続が期待できません。

以下では，効果的な教育のための二つのポイントについて，それぞれ簡単に述べます。

1）科学的根拠に基づいたプログラムの選択

管理監督者を対象とした教育研修は，その効果についての科学的根拠（エビデンス）が蓄積

されており，ガイドラインには，職場のメンタルヘルス対策として管理監督者教育研修を企画・実施する際に推奨される事項が，最新の科学的根拠に基づいて提示されています。

2）プログラム運用上の工夫

参加者の動機づけを高め，教育効果を高めるための工夫として，以下の二つが挙げられます。

Ⓐ 対象者のニーズの見極めと到達目標の明確化

研修の企画は，対象者のニーズを把握することから始まります。対象者のニーズに合った教育内容の提供は，参加者の動機づけや教育効果を高めるうえで欠かすことができません。「他社でよく取り上げているから」「流行しているから」「企画担当者が面白そうだと感じたから」といった理由だけで研修内容を決めてしまっては，うまくいきません。

対象者のニーズについては，対象者が「困っている」「学びたい」と思っていることだけでなく，対象者に関わる周囲の関係者が対象者に「学んでほしい」と思っていること，産業保健スタッフなどの専門職から見て，事業所や部署状況から「学ぶと良いだろう」と推察できることなど，多角的に検討します。

ニーズや状況を把握するために，対象者の一部や関連部署からの情報収集を行うことができると一番良いでしょう。人事部門，教育部門，健康管理部門などの自部署以外の部門からの情報収集で，対象者の隠れたニーズがわかることもあります。ニーズや状況を把握するうえでは，ストレスチェックの集団分析結果や，その他の社内で行っている調査の結果を参照することも役立ちます。ストレスチェックの集団分析結果の場合は，職場のストレス要因や上司・同僚からのサポート，心身のストレス反応に分けて，それぞれの状態の特徴や，対象者の所属する部署に共通する特徴をつかむと，研修の企画がしやすくなります。

把握したニーズをもとに，今回の研修を受けた後に対象者に到達してほしい目標を明確にします。到達目標が多すぎると一度の研修では扱いきれない可能性がありますので，優先度に合わせて到達目標を絞りましょう。到達目標を絞ることができたら，その目標に合わせて研修内容を決めます。

研修内容は，すでに実施したことがある内容や，実施に慣れている内容にとらわれず，まずは幅広くアイディアを出してみましょう。外部に講師を依頼できるか自部署のスタッフだけでまわせるかなどの現実な制約もありますが，先にアイディアを幅広く出したあとで，現実的な状況に合わせて最終決定しましょう。

❸ 研修内容を現場での行動に取り入れてもらうための工夫

　教育内容が理解され，知識が増えたとしても，現場で部下と接する際などの日常の行動変容に結びつき，定着しなければ効果は望めません。研修内容を実践・継続してもらううえで重要なことが三つあります。一つ目は，研修中に知識や技術を活用するための行動計画を立てること，二つ目は，研修内容について「これなら自分もできる」という感覚を高める工夫をすること，三つ目は，PDCAなど継続に役立つ方法も伝えることです。

a）行動計画を立てる

　この段階は，研修のなかでも一番基礎的で重要なことです。行動の実行可能性を上げるためには，計画があるか，その計画が具体的かどうかが関係してきます。いくら研修で知識や技術を紹介しても，行動計画を立てずに研修が終わってしまえば，よほどモチベーションの高い人か関心の高い人たちしか実行に移しません。研修の後半に，研修で習得した知識や技術を日常生活のなかでどのように使うか，計画を立てる時間を設けましょう。計画が具体的であればあるほど実行可能性が高まりますので，最低限でもどのようなタイミングで（いつ，どこで，誰に），どのように使うのかは決めてもらいましょう。

b）「これなら自分もできる」という感覚を高める工夫をする

　このような感覚を心理学では，「自己効力感」と呼びます。ここでは教育研修で習った知識や技術を使うことに対する自信を指し，人が行動を起こすかどうかに影響します。バンデューラ（Bandura, 1989）によると，自己効力感を高める方法には，①自己の成功体験，②代理経験（他者の成功体験を観察する），③言語的説得（自己や他者からの励まし）などがあります。教育研修に①〜③を取り入れるとすれば，以下のような工夫が考えられます。

①**自己の成功体験**──ロールプレイの活用，研修の難易度の調整，といった工夫ができます。研修で扱った技術をロールプレイで練習したり，ロールプレイ時に相手から肯定的な反応が返ってくる，講師から肯定的なフィードバックがあることで，参加者は成功体験を積むことができます。しかし，研修で提供する情報や技術が質的に難しい，量的に多い場合は，成功体験を積むことが難しくなります。そのため，参加者に合わせた難易度にする，研修時間内に習得するうえで分量が多すぎないなど，配慮することも大切です。

②**代理経験**──①と同様にロールプレイが活用できますし，事例の活用，デモンストレーションの動画を見せる，講師がやって見せるなどの工夫ができます。ロールプレイでは，他の参加者が練習する様子を見ることが代理経験につながります。事例の活用では，参加者と同じ立場にある人物が，研修で提供する知識や技術を活用して効果を上げている様子を紹介する

とよいでしょう。あるいは，実際に活用して効果を上げた管理監督者を呼んで，成功体験を語ってもらうのもよいかもしれません。手順が複雑な技術の場合には，デモンストレーションの動画を作成したり，講師がその場で実際にやってみせるなどの方法も効果的です。

③**言語的説得（自己や他者からの励まし）**──グループ形式でのフォロー，研修後の声かけ，効果指標の設定などの工夫ができます。グループ形式でのフォローは，研修の参加者同士で，研修で習得した知識や技術を今後どのように活用するか共有する場を設けるなど，管理職同士が互いに助言し合う，賞賛し合う機会をつくる方法です。研修後の声かけは，研修の主催者や講師がふだんの様子に目を配り，研修内容を活用している場面を見かけたらポジティブなフィードバックをするという方法です。効果指標の設定は，研修で行動変容の計画を立てる際に，計画の効果をどのような点から評価するかについても併せて考えておく方法で，計画を実行したときに，参加者が「うまくやれている」とポジティブな自己評価をしやすくなることにつながります。

c）PDCA サイクルなど継続に役立つ方法も伝える

　PDCA サイクルなど，継続する技術も併せて伝えることには，行動を一度きりで終わらせない，習得した知識や技術を参加者それぞれの現場に合った方法にブラッシュアップしていく，という二つの意味があります。フォローアップの機会を設けることが難しい場合には，教育研修時に，計画し（Plan），実行し（Do），振り返って（Check），改善していく（Act）プロセスについて解説し，参加者個々でサイクルを回しやすくなるようなワークシートなどの補助教材を提供します。フォローアップの機会を設けることができるのであれば，一度計画を実行してもらったあとに，PDCA サイクルに沿った振り返りを研修の場で行うとよいでしょう。

　これら三つの工夫については，実践編で具体的な手順や資料を紹介していますので，それを参考にしてみてください。

3　ガイドライン作成の手順

　ガイドラインは，以下の四つの手順を経て作成されました。

1）文献レビュー

　文献については，国内外の効果評価研究をレビューしました。五つのデータベース（PubMed，Cochrane Library，MEDLINE，Web of Science，医学中央雑誌）から，介入効果の主要なアウトカムとして，職場のストレス要因や従業員を含むストレス反応を採用した論文を収集しました。内訳は，比較対照研究が 7 編，比較対照を有しない前後比較研究が 2 編でし

た。それぞれの研究文献の内容が検討され，事業場の課題別（うつの予防，いじめ，長時間労働，モラルの低下），特性別（事業所規模，分散事業場，職場内格差の有無），特殊状況（リストラ下）などに考慮したうえで，知見の整理を行いました。

2）原案の作成

研修対象，研修内容・形式，研修・効果評価期間に関する検討をもとに，管理監督者教育研修を効果的に企画・実施するうえでは，以下にあるように大きくA〜Cの三つに分類した，(1)〜(9)の9点を取り上げることが望ましいと判断し，ガイドラインの原案を作成しました。

Ⓐ 対象に関する検討

(1) 研修を受ける管理職の割合が高いほど，有効である。
(2) 就業の見通しに不安がある集団など，管理監督者研修の効果が認められる集団には，メンタルヘルス対策を必要とする背景がある。
(3) 管理職と言っても，部下を持つ管理監督層もあれば経営層もあり，前者に対しては，部下への対応や産業保健職との連携を教育することに意味があるが，後者に対しては，社内のシステムの構築に関わる理解を得る意義などが大きい。

Ⓑ 研修内容・形式に関する検討

(4) 厚生労働省による事業場における「労働者の心の健康の保持増進のための指針」に示されている，管理監督者が学ぶべき事項および，代表的な職業性ストレス要因が，職場環境改善の方法とともに教授されることの有効性が示されている。
(5) 研修効果は，管理監督者の知識向上と好ましい行動変容により，もたらされる可能性がある。
(6) ウェブの活用により，個別の面接や集合教育で問題となる時間や場所の制約を受けることなく，受講者各自のペースで，必要に応じて繰り返して学習が可能となる。
(7) 積極的傾聴が，有効な研修内容となる可能性がある。

Ⓒ 研修・効果評価期間に関する検討

(8) 管理監督者の知識・行動レベルの教育効果は，半年程度で消失する可能性が示されている。
(9) 過多な情報量は，教育効果を減少させる可能性がある。

3）専門家意見の収集・改定

　文献レビューに基づいて作成したガイドラインの原案について，①第一次予防対策の関係者（ステークホルダー），②職場のメンタルヘルスの専門家，③分担研究者から意見を収集し，項目内容の整理・統合および表現の修正を行いました。

　そのなかで，対象となる管理監督者は，職場のメンタルヘルス対策のキーパーソンとなるライン管理職に限定し，ガイドラインの使用者は産業保健スタッフを想定することが決められました。また，専門家の経験から，参加型研修の有効性や，研修を行う事業場のデータを示して研修をすることの有効性が指摘され，ガイドラインに盛り込まれました。

　ガイドラインの各項目について，エビデンスのレベルに基づき，(A)無作為比較化試験の成果によるもの，(B)観察研究の成果によるもの，(C)コンセンサスレベル，の3ランクを示すこととしました（表1参照）。

4）マニュアルの作成

　産業医・保健師をはじめ，衛生管理者や事業場内教育研修担当者，メンタルヘルス推進担当者，その他各専門施設の担当者など，メンタルヘルス対策に関わるほぼ全職種・職位を対象とすることを想定し，ガイドラインに沿ったマニュアルを作成しました。

　マニュアルには，具体的な研修のイメージを持ちやすくするために，推奨される内容やプレゼンテーションの工夫を，事例とともに提示しています。

4　ガイドラインの内容

　管理監督者教育研修のガイドラインは，「対象の選定」「研修内容・形式」「研修頻度・期間」の三つの要素で構成されています（表1）。

　それぞれの要素では，研修の有効性が認められている七つの「推奨項目」と，有効性についてコンセンサスが得られている六つの「ヒント」を提示しています。また，科学的根拠（エビデンス）の水準に応じて，(A)無作為化比較試験の成果に基づく項目，(B)観察研究の成果に基づく項目，(C)研究成果はないものの多くの専門家が有効と考えている項目と，三つのランクを示しました。推奨項目およびヒントで提示した各項目を事業場で円滑に実施するための工夫は，次項の「5. 実施のポイント」に提示しています。

　ガイドラインの作成に際しては，次のような工夫がなされています。

表1　管理監督者教育研修のガイドライン

要素	番号	科学的根拠の強さ	内容
対象の選定	推奨1	B	すべての管理職にメンタルヘルス研修を実施する。
対象の選定	推奨2	A	教育の必要性の高い集団を同定し，優先して研修を行う。
対象の選定	推奨3	A	対象事業場のニーズや状況に焦点を合わせた研修を企画する。
対象の選定	ヒント1	C	研修内容はその必要性によって，対象管理職の階層分けを行う。
研修内容・形式	推奨4	A	研修内容には，事業場における労働者の心の健康の保持増進のための指針で推奨されている事項，および職業性ストレス要因に関する事項を含める。
研修内容・形式	推奨5	B	管理監督者の行動変容を目的として研修を行う。
研修内容・形式	ヒント2	B	効率的に管理監督者の理解を深める工夫をする。
研修内容・形式	ヒント3	B	相談対応の技術として参加型実習を取り入れる。
研修内容・形式	ヒント4	C	その事業場の課題やデータを提示する。
研修内容・形式	ヒント5	C	事例を提示して，研修への動機づけを図る。
研修頻度・期間	推奨6	B	管理職教育は一度だけでなく，複数回繰り返して実施する。
研修頻度・期間	推奨7	A	1年に1回，研修を行う。
研修頻度・期間	ヒント6	C	教育内容を数回に分けて，ステップアップしていく。

(1) ガイドラインでは，「対象の選定」「研修内容・形式」「研修頻度・期間」の三つの要素に13個の項目が提示されており，教育研修の企画担当者が企画する際に決めるべき要素が，わかりやすくなっています。

(2) ガイドラインの項目は「推奨項目」と「ヒント」に分けられており，また，科学的根拠（エビデンス）の水準に応じて(A)～(C)のランクづけがされてあります。教育研修の企画担当者が，事業場の状況に合わせてどの項目を優先させるか，考えやすくなっています。

(3) 各項目については，推奨する内容のみを提示するだけではなく，その裏づけとなる根拠やコンセンサスも同時に提供しており，科学的根拠に基づきながらも事業場の状況に合わせて，柔軟に活用できる構成となっています。

5　実施のポイント

ここでは，管理監督者教育研修の各要素（対象の選定，研修内容・形式，研修頻度・期間）ごとに，ガイドラインの各項目を紹介するとともに，それぞれの項目を事業場で実施する際のポイントを提示します。

1）「対象の選定」に関する推奨

【推奨1．すべての管理職にメンタルヘルス研修を実施する（B）】

研修を受ける管理職の割合（受講率）が高い部署ほど研修効果が高いこと，管理職のある程度の参加がないと，組織全体の効果が限定されることが示されています。組織全体での効果を見込むためには，最終的にはすべての管理職がメンタルヘルス教育研修を受けることが重要とされています。

[実施のポイント]

- 教育研修を企画・実施する際，希望者のみが参加する設定の場合もありますが，管理監督者教育研修については，可能ならば全員参加を前提とするほうがよいでしょう。希望者のみが参加となると，部署ごとで管理監督者の知識や行動にばらつきが出て，組織全体の効果は望めません。
- 事業所の枠組みとして，新任管理職向けの研修を行っている場合などは，その中に，メンタルヘルスの内容も入れてもらい，事業場に所属する管理職であれば全員が知っておいてほしい最低限の内容をカバーするという方法もあります。
- 管理職の人数が多く，1年間で全員への実施が難しい場合には，3年かけて行うなど長期的な計画を立てて，何年かに一度は教育研修を受ける機会が持てるよう仕組みづくりをする方法もあります。【推奨7】では1年に1回の実施が推奨されており，このポイントは守れなくなってしまいますが，実際の状況に合わせてどちらを優先させるか選びましょう。

【推奨2．教育の必要性の高い集団を同定し，優先して研修を行う（A）】

就業の見通しに不安があるなど，メンタルヘルス対策を必要とする背景がある集団には，管理監督者教育研修の効果が高いことが示されています。

[実施のポイント]

- 事業場のなかでの，事業ごとや部署ごとでの構造や制度，業務上の変化についての情報を収集し，メンタルヘルス対策を必要としている優先されるべき集団がいるかどうか確認します。たとえば，事業構造改革などの組織変動や，業績の変動，キャリアの転換を迫られるような環境変化などが挙げられます。
- ただし，上記のような変化の過程では，業務負荷が高いなど，教育研修を受ける余裕が十分にない場合もあります。その際には，対象者に負担のない方法をとるなど工夫すると良いで

しょう。たとえば，昼食を食べながら30分程度の研修をする，職場で行われている会議のうちの10分ほどを確保して情報提供をする，リーフレットの配布や掲示，e-learningの活用などの方法も検討します。

【推奨3．対象事業場のニーズや状況に焦点を合わせた研修を企画する（A）】

対象者の研修へのモチベーションを高めるうえでも，ニーズや状況に合った研修を提供する工夫が求められています。

[実施のポイント]

- ニーズや状況を把握するために，関連部署からの情報収集を行います。人事部門，教育部門，健康管理部門など，自部署以外の部門からの情報収集で，ニーズがわかることもあります。
- ニーズや状況を把握するうえでは，ストレスチェックの集団分析結果を参照することも役立ちます。職場のストレス要因や，上司・同僚からのサポート，心身のストレス反応に分けて，それぞれの状態の特徴をつかむと，研修を企画しやすくなります。

【ヒント1．研修内容はその必要性によって，対象管理職の階層分けを行う（C）】

それぞれの階層の管理職に職責に応じた役割があるため，対象管理職の階層分けを行うことで，適切な対象に適切な内容を伝えることができます。

[実施のポイント]

- 部下を持つライン管理職，より職位の高い管理職，経営層などに階層分けをして，組織のなかでそれぞれの階層が求められているメンタルヘルス対策における役割・機能を書き出してみます。そのうえで，それぞれの階層に合った研修内容を選択するとよいでしょう。たとえば，部下を直接管理するライン管理職であれば，部下への対応の仕方や，人事，産業保健スタッフとの連携に関する内容が必要になります。一方で，より職位の高い管理職に対しては，部署全体や会社全体の健康管理の施策への支援を求める内容のほうが有意義でしょう。
- 階層分けをして研修の目的を明確にしたうえで，誰が研修の提供者として適切かを検討します。目的によって，事業場内のスタッフが行うほうが良い場合もあれば，外部の専門家が行うほうが良い場合もあります。

2)「研修内容・形式」に関する推奨

【推奨4．研修内容には，事業場における労働者の心の健康の保持増進のための指針で推奨されている事項，および職業性ストレス要因に関する事項を含める（A）】

　厚生労働省による事業場における「労働者の心の健康の保持増進のための指針」に示されている，管理監督者が学ぶべき事項が提供されることの有効性と，仕事の要求度，コントロール，報酬，組織的不公正性など，代表的な職業性ストレス要因が職場環境改善の方法とともに教授されることの有効性が，示されています。

[実施のポイント]

- 3ページで示したとおり，指針に示される事項は全部で11項目あります。まずは，過去に提供した教育研修や他の部門が行っている教育研修を調べて，この11項目について，現時点でどれほどの内容がカバーされているか把握しましょう。
- 次に，【推奨3】や【ヒント1】で検討したニーズや階層ごとの役割に合わせて，11項目のなかで優先されるべき事項を検討します。優先されるべき事項が複数ある場合には，一度の研修のなかに盛り込むのではなく，複数回で計画を立てることも考えましょう。
- 11項目それぞれで，どのようなことを伝えればよいかを，簡単にまとめておきます。

① **メンタルヘルスケアに関する事業場の方針**——事業場の方針のなかで，メンタルヘルスの施策がどう位置づけられているかを知ることは，管理監督者が役割を果たすうえで重要です。

② **職場でメンタルヘルスケアを行う意義**——リスクマネジメント（精神疾患・自殺の労災認定，民事訴訟事例などで示唆される事業場の責任を果たすため）や，労働者の健康の保持といった意義を示します。

③ **ストレスおよびメンタルヘルスケアに関する基礎知識**——メンタルヘルスの現状，メンタルヘルス関連疾患についての知識，職業性ストレスモデル（Hurrell & McLaney, 1988）などが挙げられます。疾病に関して専門的な知識を持つ必要はなく，メンタルヘルスの不調が誰にでも起こりうるものであるという認識と，基礎的な知識があれば十分です。

④ **管理監督者の役割および心の健康問題に対する正しい態度**——労働契約法第5条に定められている安全配慮義務（「使用者は，労働契約に伴い，労働者がその生命，身体等の安全を確保しつつ労働することができるよう，必要な配慮をするものとする」）における「使用者」には，管理監督者も含まれることを伝えます。

⑤ **職場環境などの評価および改善の方法**——「職場環境」には，労働者の心の健康に関係する

あらゆる仕事上の要因が含まれます。部署内の要因だけでなく，公正な人事評価などの人事労務管理体制や，変化に対応できるかなどの職場組織のあり方とも，密接な関係があることを伝えたうえで，管理監督者が関わることのできる範囲の要因を示して取り上げます。

⑥**労働者からの相談対応の方法**──相談対応の方法として管理監督者が身につけるべきことは，主に部下の状況把握，相談にのる環境整備，事業場内資源との連携，の三つに分けられます。把握しておくべき部下の状況としては，労働時間，業務量，業務内容などの仕事に関連する事柄，ストレスの原因や不調のサインなど，健康に関連する事柄です。相談にのる環境整備のためには，相談にのることのできる日時を明確にする，積極的傾聴技法など話の聴き方の技術を身につけておくなどが有効です。事業場内資源との連携では，体調不良などの兆候がある場合には，事業場内の産業保健スタッフと相談・具体的な指導をすることが挙げられます。

⑦**心の健康問題により休業した者の職場復帰への支援の方法**──事業場での休復職時のルールや手順について伝えます。その際には，休業前，休業中，復帰時，復帰後のそれぞれの段階において，管理監督者とその他の関係者の役割を明確に示しておきます。

⑧**事業場内産業保健スタッフ等との連携およびこれを通じた事業場外資源との連携の方法**──事業場内の体制や事業場外資源との連携方法について明確にしておきます。その際，どのような場合に連携するか，例を示すとよいでしょう。また，産業保健スタッフの守秘義務についても併せて伝えておきます。

⑨**セルフケアの方法**──管理監督者が役割を果たす前提として，自身のセルフケアができていることは外すことができません。管理監督者も個人向け教育研修に参加する，管理監督者向け教育研修のなかでセルフケアをテーマに扱うなど，体制に組み込んでおきます。

⑩**事業場内の相談先および事業場外資源に関する情報**──事業場内の相談窓口や担当者，事業場外で利用可能な機関についての情報提供を行います。

⑪**健康情報を含む労働者の個人情報の保護など**──健康情報を含む労働者の個人情報の保護に関し，個人情報の保護に関する法律および関連する指針などを遵守し，労働者の健康情報の適正な取り扱いをします。相談対応などで知った従業員の情報について，人事・労務，産業保健スタッフを含めた他者に伝える場合は，その必要性を本人に説明し，どの情報を伝えるかを明確にし，本人の了解を得てから情報を伝えることが基本となります。説明，同意を取る努力をしたうえで，なお本人の同意が取れない場合で，かつ本人をそのまま就労させておくことにリスクを感じた場合には，事業場の安全配慮義務の代行者である管理監督者として，本人の同意を得ずに人事労務担当者，産業保健スタッフ，あるいは家族に連絡をとる場合もあることを伝えておきます。この場合には，そうした行動をとった理由を明確に記録しておくよう指示します。上記のような個人情報の収集と共有化のルールについては，事前に社内の安全衛生委員会などでの審議を通して決定し，プライバシーポリシーを策定しておくとよいでしょう。

【推奨5．管理監督者の行動変容を目的として研修を行う（B）】

　管理監督者の知識向上と，それに続く望ましい行動変容が，研修効果を向上させるメカニズムのひとつと考えられるため，研修の最終目的は管理監督者の行動変容とし，どのような行動変容をねらいとするか明確にして，研修を構成することがよいとされています。そのために，研修では動機づけを充分に行い，到達可能で具体的な目標設定を行い，管理監督者が「これなら自分もできる」と思えるように工夫することが推奨されています。

[実施のポイント]

- 「これなら自分もできる」という感覚は，心理学的には自己効力感と呼ばれています。5ページで研修の教育効果を上げる工夫として紹介しましたので，具体的な実施のポイントはそちらを参考にしてください。

【ヒント2．効率的に管理監督者の理解を深める工夫をする（B）】

　個別の面接や集合教育形式では，時間や場所の制約がありますが，ウェブを活用することで受講者各自のペースで，必要に応じて繰り返して学習することが可能なります。また，ロールプレイやグループ学習などの参加型様式を取り入れると，参加者の理解が深まり，満足度が高いことが示されています。

[実施のポイント]

　ガイドラインでは，対面での教育形式に加えてウェブを活用することや，集合教育形式でも講師が一方的に話す講義形式ではなく，ロールプレイやグループ学習など，参加型の要素を取り入れることが提案されています。どのような場合にウェブを活用するといいのか，ロールプレイやグループ学習を取り入れればよいのかを，下記にまとめます。

- ウェブ（e-learning やアプリなど）の活用は，時間や場所の制約がなく，参加者が自分のペースで受講できるため，全員に必ず知っておいてほしい基本的な知識を伝えたいときなどに役立てるとよいでしょう。活用するときには，クイズ形式を取り入れながら知識を伝える，最後に理解度チェックのためのテストを設けるなど，受動的に受けるだけではない工夫があるとよいです。上記の場合だけでなく，集合教育研修を行った後のフォローアップとして活用するという方法もあります。
- ロールプレイの活用については【ヒント3】でも示されていますが，相談対応の技術など，会話のやりとりが生じる技術については，事例を使ってロールプレイを行うと実践的になります。【ヒント3】のところで具体的な手順例を示していますので，ご参照ください。

- グループ学習は，課題を共有したいとき，アイディアを出し合うとき，お互いにフィードバックし合うときなどに役立ちます。それぞれの意見を出し合うグループディスカッションや，グループのメンバー全員で身体を動かしたり物をつくるなどの，グループワークという方法もあります。初対面同士の研修参加者や，こういったグループ学習に慣れていない参加者の場合には，まずは隣の人とペアで話し合ってもらって，その結果をグループで共有するなどの手順を踏むと，発言が出やすくなります。ワークシートや付箋，模造紙などを活用するのもよいでしょう。

【ヒント3．相談対応の技術として参加型実習を取り入れる（B）】

　積極的傾聴に関連する研修の直接の効果評価はなされていませんが，管理監督者の部下への態度が好ましく変化し，部下が認知する上司の支援が向上する可能性が示されています。相談対応の技術について扱う際には，ロールプレイやグループ学習などの参加型学習を取り入れると，参加者の理解が深まるとされています。

[実施のポイント]

- 相談対応の技術を参加型学習で行う場合には，どのような部下の相談対応にのる場面か，具体的な事例を作っておきます。事業場で実際にあった事例から，傾向や特徴を反映させて事例を作ると，より実践的な学習ができます。
- ロールプレイにはさまざまな方法がありますが，一例を紹介します。3人1組になり，上司役，部下役，オブザーバー役を決めて，部下役は事例の部下を演じ，上司役は研修で提供された技術を活用して相談対応をします。「今後の方針が決まる」など，ゴールを設定しておきます。オブザーバーは，上司役が相談対応の技術を活用しているか，特に良かった対応，より良くするための提案などをメモしておきます。オブザーバー用のシートを用意しておくとよいでしょう。ゴールに到達したら，オブザーバーのメモをもとにグループで振り返りをします。すべての参加者がすべての役割を経験できるとよいです。

【ヒント4．その事業場の課題やデータを提示する（C）】

　事業場のデータを提示することで，課題が自分のこととなり，学習に取り組むモチベーションの向上が期待されています。

[実施のポイント]

- 事業場のデータですが，【推奨3】で検討した対象者の抱える課題やニーズについて，共通認識を持ってもらうために活用するとよいでしょう。研修内容を学習するモチベーションを

高めるために提示するので，研修の前半で示してから本題に移りましょう。活用できるデータとしては，ストレスチェックの組織分析データや，休職率の推移，メンタルヘルス不調者の人数の推移，復職後の定着率などが挙げられます。
- データを提示する際に注意が必要なのは，部署間の比較や，悪い者探しにつながるような見せ方をしないことです。研修参加者に課題を共有してもらい，同じ問題意識のもと，研修に臨んでもらうことを目的としているので，参加者が比較や悪い者探しの視点になってしまうと逆効果です。

【ヒント5．事例を提示して，研修への動機づけを図る（C）】

事業場の体制など習得しておきたい情報は，ケーススタディなどによって理解が進むことが示されています。

[実施のポイント]

- 研修参加者に紹介する体制・制度のなかで，特に理解してほしいポイントや，注意の必要なポイントを書き出しておきます。書き出したポイントへの理解が深まるような事例を作成します。
- 研修の最後に，書き出したポイントを理解できているかの理解度チェックを行うのもよいでしょう。

3）「研修頻度・期間」に関する推奨

【推奨6．管理職教育は一度だけでなく，複数回繰り返して実施する（B）】

管理監督者の知識・行動レベルの研修効果は，半年程度で消失する可能性が示されていますので，一定期間ごとに研修を繰り返し行い，研修の効果を維持していく必要があるとされています。

[実施のポイント]

- 教育研修を複数回繰り返し実施するうえでは，時間や場所など，現実的な制約も考慮する必要が出てきます。形式は集合教育研修形式だけでなく，ウェブの活用，リーフレット，メールや電話でのフォローアップ，短時間の個別面談や巡視のときの声かけなど，さまざまな方法を活用することで，研修効果を維持する工夫を考えるとよいでしょう。

【推奨7．1年に1回，研修を行う（A）】

　研修の長期効果については根拠がなく，最長で1年間の効果までしか示されていませんので，1年に1回を目安に研修を行うことが推奨されています。

[実施のポイント]

- 1年に1回の実施をひとつの目安にしましょう。その際，単年ごとで計画するのではなく，3年や5年など長期的な視点も踏まえて計画を立てるとよいでしょう。

【ヒント6．教育内容を数回に分けて，ステップアップしていく（C）】

　多すぎる情報量は，教育効果を減少させる可能性があることが示されています。

[実施のポイント]

- 教育内容にもよりますが，研修内容のボリュームがある場合には，1回の研修に詰め込まず，複数回での実施を検討します。その際には，全体の計画と，各回で扱う部分，その回で扱う内容が全体のどこに位置づけられるのかなどが，参加者にも明確にわかるように示します。

【文　献】

Bandura A.（1989）Regulation of cognitive process through perceived self-efficacy. *Developmental Psychlogy*, **25**, 729-735.
Hurrell, J. J. & McLaney, M. A.（1988）Exposure to job stress: A new psychometric instrument. *Scandinavian Journal of Work Environment and Health*, **14**, 27-28.
厚生労働省（2006）労働者の心の健康の保持増進のための指針　平成18年3月31日健康保持増進のための指針公示第3号
厚生労働省（2015）労働者の心の健康の保持増進のための指針　平成27年11月30日健康保持増進のための指針公示第6号［http://www.mhlw.go.jp/topics/bukyoku/roudou/an-eihou/dl/060331-2.pdf］
Kristensen, T. S.（2005）Intervention studies in occupational epidemiology. *Occupational & Environmental Medicine*, **62**, 205-210.
坂野雄二・前田基成編著（2002）セルフ・エフィカシーの臨床心理学　北大路書房.
島津明人編著（2014）職場のストレスマネジメント――セルフケア教育の企画・実施マニュアル（CD付き）誠信書房

Ⅱ
新しい視点編

　職場のメンタルヘルスでは，今日，単にストレスを減らしたり過重労働による病気を予防するというだけでなく，従業員が元気で生き生きと働くことを目標にしようという，ポジティブメンタルヘルスの考え方に関心が高まっています。
　管理監督者のマネジメントスキルは，従業員のやる気や職場の活性化と密接な関係があるため，管理監督者教育研修は，こうした職場のポジティブメンタルヘルス向上のためにも大事な対策のひとつです。ここでは，「健康いきいき職場づくり」という，職場のポジティブメンタルヘルスの考え方について紹介します。

1 健康いきいき職場づくりの考え方と新しい管理監督者教育研修のあり方

　日本のメンタルヘルス対策は，1999（平成11）年に厚生労働省により公表された「心理的負荷による精神障害等に係る業務上外の判断指針」や，2000年の過労自殺の民事訴訟に関する最高裁判決以降，法的・行政的リスクマネジメントを中心とする活動が中心となっていました。しかし，法的・行政的リスクマネジメント中心では，長時間労働による健康問題の対策に焦点が当たりやすく，うつ病などと関連が強い仕事の裁量権の低さや，職場の対人関係などへの対策がとられにくい，本来なら経営者と従業員との対話で進められるべきメンタルヘルス対策が，医師や法律家などの専門家に委託され事業者は見守るだけ，といった課題がありました。また，発生したメンタルヘルス問題への対応だけでなく，従業員の心の健康問題を未然に防止する第一次予防への関心が高まってきました。

　こうした状況を受けて，職場のメンタルヘルスの新しい枠組みが求められてくるようになりました。2011（平成23）年度には，厚生労働科学研究費労働安全総合研究事業「労働者のメンタルヘルス不調の第一次予防の浸透手法に関する調査研究」にて，ステークホルダー会議が開催されました。そのなかで，経営者の代表や労働組合の代表が話し合って，過重労働による健康問題を防ぐことはもちろん必要だが，これに加えて，従業員が生き生きと働く様子は，経営者にとっても労働者にとっても大事なことであり，こうしたポジティブなメンタルヘルスを目標とした，健康でいきいきした職場づくりが，これからの職場のメンタルヘルスの中心となるべきだということが結論されました。

　おりしも，2000年頃からのポジティブ心理学の発展により，ワーク・エンゲイジメントという，仕事への熱意や活力が企業と従業員の双方にとって大事であるという研究が進展しました。これだけでなく，世界的にも，働く人のポジティブな心の健康の重要性が注目されてきました。たとえば，イギリスの研究所である国立医療技術評価機構（NICE）も，働く人のポジティブなメンタルヘルスが大事であることを述べたガイドラインを公表しています。

　先ほどのステークホルダー会議では，最終的に，従業員が健康にいきいきと働き，職場としての信頼や助け合いがなされる職場を「健康いきいき職場」と名づけ，日本版の新しい職場のポジティブメンタルヘルス活動の枠組みとすることが提案されました。

　この流れを受けて，公益財団法人日本生産性本部と東京大学大学院医学系研究科精神保健学分野が，「健康いきいき職場づくり」の概念と具体的方策を国内に広く普及し，それらを通じて働く人の心身の健康増進と企業の生産性向上を支援することを目的とした，健康いきいき職場づくりフォーラムを設立し，さまざまな情報発信を行っています。

　また，健康いきいき職場づくりの考え方と方法論を紹介した『健康いきいき職場づくり』（川上ら，2014）や，個人と組織の双方をより良い状態にする対策を「ポジティブメンタルヘルス」

と定義し，その考え方と方法を紹介した『ポジティブメンタルヘルス——いきいき職場づくりへのアプローチ』（川上・小林，2015），ポジティブメンタルヘルスを推進するための考え方と実践のポイントを紹介した『職場のポジティブメンタルヘルス——現場で活かせる最新理論』（島津，2015）など，書籍も出版されています。詳細はこれらの書籍を参照いただくとして，ここでは，健康いきいき職場づくりの考え方の概要を紹介します。

1）健康いきいき職場の三つの条件

健康いきいき職場には，三つの条件があります（図1）。一つ目は「心身の健康」です。健康いきいき職場では，従業員の健康が保たれていることが必要です。二つ目は「従業員のいきいき」です。従業員が活力を持って，いきいきと働いていることが必要です。三つ目は「職場の一体感」です。従業員がばらばらの状態でいきいき働いているのではなく，従業員同士の間に信頼や助け合いなど，一つのチームであるという意識を持っていることが必要です。

三つの条件がそろった健康いきいき職場の実現は，従業員の健康や幸福，満足に貢献するだけでなく，企業の生産性や企業価値の向上，持続可能性にも貢献すると期待されています。

2）健康いきいき職場づくりの理論モデル（図2）

健康いきいき職場づくりのモデルは，「仕事の負担」および「仕事の資源」という職場の組織環境要因と，その結果得られる従業員の健康，従業員のいきいき，職場の一体感といった結果指標（アウトカム）に大きく分かれています。

そのうえで，職場の組織環境要因が，アウトカムに影響を与えることを示しています。影響の与え方は2種類あり，一つ目は，仕事の負担が過剰になると心身の健康に悪影響を与える，というものであり，これは「健康障害プロセス」と呼ばれています。二つ目は，仕事の資源が

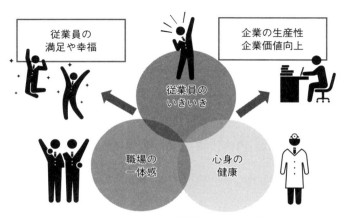

図1　健康いきいき職場の三つの条件

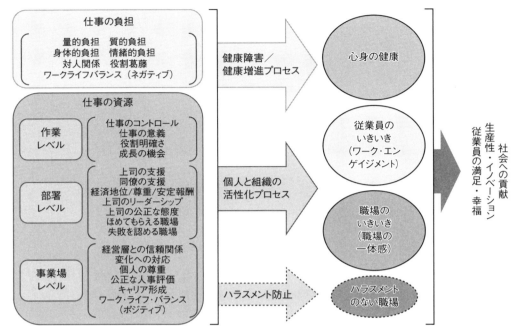

図2 健康いきいき職場づくりの理論モデル

豊富にあると従業員のいきいきと職場の一体感が活性化する，というものであり，「個人と組織の活性化プロセス」と呼ばれています。仕事の資源には，作業レベル，部署レベル，企業（事業場）レベルの三つの次元があります。

3）健康いきいき職場づくりの三つの特徴

健康いきいき職場づくりには，従来の職場のメンタルヘルス対策と比較すると，次の三つの特徴があります。一つ目は，従業員のいきいきや職場の一体感など，ポジティブなメンタルヘルスの実現を目標としている点です。二つ目は，従業員の心の健康と活性化に良い影響を与える仕事や，職場の持つ心理社会的資源を充実させることに注目している点です。三つ目は，従業員のメンタルヘルスの向上は，企業の生産性や企業価値の向上，持続可能性にも貢献するため，経営課題のひとつとしてメンタルヘルス対策に取り組んでいくという点です。

4）健康いきいき職場の評価方法

職場が健康いきいき職場の状態にあるかどうかを評価・分析するツールも，開発されています。ストレスチェック制度において，実施ツールとして推奨されている職業性ストレス簡易調査票には，新版として新職業性ストレス簡易調査票が開発されており，2012年に公開されて

います（厚生労働科学研究費労働安全総合研究事業「労働者のメンタルヘルス不調の第一次予防の浸透手法に関する調査研究」）。新職業性ストレス簡易調査票は，職業性ストレス簡易調査票20尺度に，22の新しい尺度（優先度の高い尺度を含めたバージョンの場合）が追加された調査票です。新版は，健康いきいき職場づくりのモデルに記載された，職場環境要因やアウトカムを測定できるように作成されていますので，事業場で健康いきいき職場づくりを推進するときには新職業性ストレス簡易調査票を活用すると，対策を企画する際や，対策の効果評価をする際に役立ちます。

5）健康いきいき職場づくりの位置づけ

　健康いきいき職場づくりは，従業員と組織の活性化を目標としたアプローチであり，これまで行われてきた職場のメンタルヘルス対策に置き換えられるものではありません。健康いきいき職場づくりは，職場のメンタルヘルス対策の第一次予防の活動を，職場の資源など，職場組織・風土へと対象を拡大したこと，心身の健康の保持だけでなく，従業員のいきいきや職場の一体感など，ポジティブなメンタルヘルスに目標を拡大したものと位置づけられます（図3）。
　むしろ，従来の職場のメンタルヘルス対策が健康管理部門の役割であったとすると，健康いきいき職場づくりは，経営側や人事側が積極的に行うことのできる職場のメンタルヘルス対策です。健康いきいき職場づくりは，健康経営の手法のひとつとも言えます。健康経営は，企業が従業員の健康づくりに力を入れることで，経営的なリターンを期待することです。健康いきいき職場づくりは，現在元気な従業員をさらに，いきいきと元気で活躍できるようにすることで，生産性や創造性の向上につなげることが期待できます。その意味で，経営戦略と言うことができます。また，健康いきいき職場づくりは，本書のテーマである管理監督者のマネジメントスキルの向上などの人材育成や，人事評価制度の見直しや多様性施策などのさまざまな人事施策，あるいは人のつながりや職場の一体感などを高める組織開発などの，さまざまな経営手法によって進めることができます。その意味で，健康いきいき職場づくりは，経営者が進める

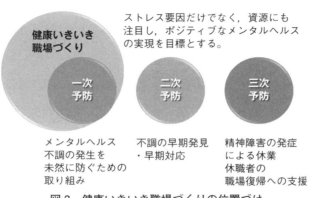

図3　健康いきいき職場づくりの位置づけ

職場のメンタルヘルス対策と言うこともできるでしょう。

いろいろな調査で，管理監督者の部下に対する適切なリーダーシップが，部下のストレスを軽減し，仕事へのやる気や熱意を高めることがわかっています。管理監督者の部下に対する公正な態度は，やはり部下のストレスを軽減し，職場のチームワークを高めます。このように，管理監督者のマネジメントスキルを高めることは，健康いきいき職場づくりに有効な方法です。また，管理監督者のマネジメントスキル研修は，企業の人材開発方針のひとつとして，実施しやすい取り組みです。ここでは，管理監督者教育研修を通じた健康いきいき職場づくりについて解説します。

6）新しい管理監督者教育の考え方

健康いきいき職場づくりの考え方も踏まえて，管理監督者教育研修のあり方を考えてみます。

第1章の3ページでも示したように，管理監督者教育研修には，厚生労働省の指針に示されている11項目の事項を含めることが推奨されています。健康いきいき職場づくりの考え方と照らし合わせると，11項目に加えて，管理監督者が職場の資源を評価し充実させていく方法や，管理する部下がいきいき働けるようになる働きかけ，管理する部署の一体感を高める働きかけについても，身につけることが必要と言えます。

管理監督者教育研修にこうした新しい視点を取り入れるうえで注目したのが，英国安全衛生庁（HSE：Health and safety executive）が開発した，部下のストレスを予防し軽減する管理監督者の行動を挙げた，マネジメントコンピテンシーのリストです。筆者らはこのリストの日本語版を作成，活用した管理監督者教育研修のプログラムを開発し，効果を評価しました。次項では，「ストレスを予防するHSEマネジメントコンピテンシー（管理職としての行動や能力）リスト」（以下，HSEマネジメントコンピテンシーリスト）と，教育研修プログラムについて紹介します。

2　HSEマネジメントコンピテンシーリストとリストを活用した管理監督者教育研修

ここでは，英国安全衛生庁（HSE）がマネジメントコンピテンシーリストを開発した経緯と，日本語版作成の手順，日本語版を使用した管理監督者向けの教育研修プログラムの紹介，教育研修プログラムの効果を説明します。

1） 英国安全衛生庁（HSE：Health and Safety Executive）による開発研究

2007～2009年にかけて，HSEにて，部下のストレスを予防し軽減する管理監督者の能力（ストレスマネジメントコンピテンシー）に関する，開発研究が行われました。

まず，2007年のフェーズ1では，1対1のインタビューやワークショップ，記入式のエクササイズなどを，216名の労働者，166名の管理監督者，54名の人事労務担当者へ行いました。対象者は，教育，ヘルスケア，中央政府，地方政府，金融機関などに所属していました。1対1のインタビューの内容分析から，コンピテンシーの枠組みの原案が作成され，労働者と管理監督者による記入式のエクササイズと人事労務担当者が参加したワークショップから，行動項目が作成されました。その結果，部下のストレスを予防し軽減する管理監督者の能力（ストレスマネジメントコンピテンシー）として，19項目が選出されました。

2008年のフェーズ2では，実用性を重視した枠組みと，ストレスマネジメントコンピテンシーリストの見直しが行われました。ステークホルダーと専門家による質的な検証と，22機関の152名の管理監督者と656名の労働者の回答データをもとに，信頼性や妥当性の検証が行われました。さらに，ストレスの専門家による2回のワークショップで，それぞれの領域と下位尺度に名前がつけられました。最終的に，4領域，12下位尺度，66項目のストレスマネジメントコンピテンシーリストが開発されました。4領域12下位尺度は，表2に示すとおりです。

2009年のフェーズ3では，ポジティブなマネジメント行動の重要性を知り，自身のマネジメント行動に気づきを与え，スキルを伸ばすことを目的とした，半日のワークショップが開発

表2 コンピテンシーリスト4領域12項目

1. 部下への配慮と責任
A．誠実さ
B．感情のコントロール
C．配慮ができる
2. 現在と将来の仕事を適切に管理する
A．先の見通しを立てて仕事をする
B．問題解決にあたる
C．メンバーの意識を高める／権限を与える
3. チームメンバーへの積極的な関わり
A．身近な存在である
B．社交的である
C．共感を持って接する
4. 困難な状況における合理的な考えと対処
A．対人関係への対応
B．組織が持つ資源の利用
C．責任を持って問題解決にあたる

表3 HSEワークショップのタイムテーブル

時間	内容
9:00-9:30	導入
9:30-9:55	アジェンダ，目的，動機づけ ・アジェンダとコースの目的 ・個人ワーク：「なぜチーム内でストレスを予防するのか？」 ・プロジェクトの紹介，場のルール，機密について
9:55-10:20	フィードバックレポートの理解 ・フィードバックレポートの紹介 ・個人ワーク：自分自身のフィードバックレポートの理解
10:20-10:35	休憩
10:35-11:00	現在と将来の仕事を管理し，伝達する ・小グループのエクササイズ（このコンピテンシーにおける行動の理解を深める）
11:00-11:25	困難な状況を合理的に解決する ・小グループのエクササイズ（このコンピテンシーにおける行動の理解を深める）
11:25-11:40	休憩
11:40-12:10	配慮と責任：感情をコントロールし，誠実に対応する ・全員でのディスカッション（このコンピテンシーを使うことの障害とその対策を話し合う）
12:10-12:40	チームメンバーへの対応 ・個人ワークと全員でのディスカッション（このコンピテンシーにおける行動の理解を深める）
12:40-13:00	総括と今後の展望 ・ワークショップのまとめ ・個人ワーク：鍵となる強み，ニーズと行動の発見 ・今後の展望
13:00	終了／フィードバックフォームへの記入

されました。また，効果検討のために比較対照試験が行われ，ワークショップに参加した管理監督者とその部下のデータから，質的・量的に有効性が検証されました。HSEが行ったワークシップのタイムテーブルのサンプルは，表3に示すとおりです。

2）HSEマネジメントコンピテンシーリスト日本語版の開発

筆者らは，HSEマネジメントコンピテンシーリストの日本語版を作成しました（川上・関屋ら，2014）。手順としては，まず，バイリンガル2名が，HSEマネジメントコンピテンシーリストを翻訳しました。次に，産業精神保健の専門家および有識者の意見をもとに，現場に合うように2回文言の修正を行いました。そして，HSEに日本語版作成の許可を得ました。

表4 マネジメントコンピテンシーの4領域と部署の健康・生産性との関係

マネジメント コンピテンシー	心理的ストレス	ワークエンゲイジメント	職場の一体感	職務の遂行	創造性の発揮	積極的な学習
①部下への配慮と責任	−.164*	.388*	.421*	.411*	.425*	.446*
②現在と将来の仕事の管理/伝達	−.187*	.395*	.454*	.423*	.507*	.468*
③チームメンバーへの対応	−.117*	.448*	.526*	.463*	.485*	.509*
④困難な状況での合理的対処	−.077	.342*	.427*	.306*	.437*	.413*

* $p<0.05$.（有意水準5％で有意）

　信頼性と妥当性の検討を目的として，2013年に，インターネット調査会社に登録する管理監督者515名（男性97％，平均年齢47歳）に対する調査を行いました。その結果，良好な内的整合性による信頼性が示されました。因子分析では，いくつかの下位尺度と一致する因子構造が見られましたが，想定された概念構成は完全には支持されませんでした。

　この調査時に，マネジメントコンピテンシーの4領域と，上司が評定した部署ごとの健康・生産性（いきいきに関する指標と，パフォーマンスに関する指標）との関係を検討したところ，表4に示すような関係が見られました。領域1〜3のコンピテンシーが高いほど，心理的ストレス反応は低く，領域1〜4のコンピテンシーが高いほど，ワーク・エンゲイジメント（仕事から活力を得て，仕事に誇りを感じ，従業員がいきいきと仕事をしている状態），職場の一体感（職場のメンバーが情報共有，相互理解や信頼，助け合いの気持ちをもって業務を遂行している状態），職務の遂行（仕事の出来や与えられた仕事に対しての遂行度），創造性の発揮（仕事上の工夫，新しい解決策・やり方・提案をしている状態），積極的な学習（新しいことの習得，成長をしている状態）の得点が高くなることが示されました。

　なお，HSEマネジメントコンピテンシーリスト日本語版は，巻末にある「配布資料」のⒷに全文を掲載しています。また，東京大学大学院医学系研究科精神保健学分野の運営するサイト（http://www.jstress.net）からもダウンロードできます。

3）HSEマネジメントコンピテンシーリストを活用した教育研修プログラムとその効果

　その後，HSEマネジメントコンピテンシーリストを活用した，管理監督者向けの教育研修プログラム「管理監督者のための健康いきいきマネジメントガイド」を開発し，その効果を検討しました。以下に教育研修プログラムの概要を示します。

Ⓐ 概要（形式・時間・人数）

　集合教育研修形式で実施する研修で，講義形式ではなく，グループワーク形式で行う研修です。通常3時間で実施する研修ですが，対象者の人数が少ない場合や，グループディスカッションの時間や全体発表の時間で調整すれば，2.5時間でも実施が可能です。ただし，グループディスカッションや全体発表は重要な内容なので，可能な限り時間を削らずに実施することが望ましいです。

　対象人数は20～40名です。5人×4グループから6人×6グループ程度の人数とし，1グループあたりの人数は4～6人ほどが望ましいです。人数がこれ以上になる場合には，ファシリテーターを追加する，全体発表の1グループあたりの時間を短くするなどの調整が必要となります。

Ⓑ 到達目標

　研修の目的は，以下の4点です。
① 事業場のメンタルヘルス推進の背景や現在の状況を把握し，管理監督者としての自分の役割を明確に理解する。
② 健康いきいき職場づくりの考え方を理解する。
③ HSEマネジメントコンピテンシーリストを使用して，現在の自身のマネジメントコンピテンシーについて，強みと課題を把握する。
④ 自身の職場の課題に合わせた，健康いきいき職場づくりのためのマネジメント行動の計画を立てて実行する準備をする。

Ⓒ 研修の構成

　研修の構成（タイムテーブル）については，表5に示すとおりです。
　まず，「1. 導入」では，研修の位置づけやアジェンダを説明します。次に，「2. 企業におけるメンタルヘルス対策の意義」では，4つのケアや，安全配慮義務に基づいたメンタルヘルス対策の意義，健康いきいき職場づくりの考え方，健康いきいき職場づくりの考え方に基づいたメンタルヘルス対策の意義について説明します。「3. 管理監督者の役割」では，健康いきいき職場づくりのポジティブなアウトカムとして，ワーク・エンゲイジメントと職場の一体感について紹介し，上司のマネジメントコンピテンシーの重要性や，メンタルヘルス対策の意義と対応した管理監督者の役割について説明します。「4. 健康いきいきマネジメントワークショップ」では，HSEマネジメントコンピテンシーリストの紹介と，リストを使ったセルフチェックを行った後，健康いきいき職場づくりを推進するマネジメント行動のアイディアを，お互いに出

表5　タイムテーブル

時　間	項　目／内　容	備　考
	1．導入	
0:00～0:05	①研修の位置づけ［スライド1］ 研修の目的，講師紹介，必要に応じて，アイスブレイクや，グループ内での自己紹介を行います。	プロジェクターに配布資料①を映写して説明
0:05～0:10	②アジェンダの説明［スライド2］ 研修の流れについて説明します。	
	2．企業におけるメンタルヘルス対策の意義	
0:10～0:15	③四つのケア［スライド4］ 厚生労働省の示す「事業場における労働者の心の健康づくりのための指針」に基づいて，企業のメンタルヘルス対策の体制の基本について説明します。	プロジェクターに配布資料①を映写して説明
0:15～0:20	④企業におけるメンタルヘルス対策の意義［スライド5，6］ 企業におけるメンタルヘルス対策の意義について考えてもらう時間をとり，まずは，安全配慮義務に基づいた意義を伝えます。	
0:20～0:30	⑤健康いきいき職場づくりの考え方［スライド7，8］ 新しい職場のメンタルヘルス対策の考え方として，健康いきいき職場づくりの考え方を紹介します。	
0:30～0:35	⑥メンタルヘルス対策の意義の二側面［スライド9，10］ メンタルヘルス対策の意義について，リスクマネジメントの側面と健康への投資，という二つの側面があることを示します。	
	3．管理監督者の役割	
0:35～0:40	⑦ワーク・エンゲイジメントと職場の一体感［スライド12～14］ 健康いきいき職場づくりのモデルにおける従業員のいきいきとしてワーク・エンゲイジメントの概念を，組織のいきいきとして職場の一体感について説明します。	プロジェクターに配布資料①を映写して説明
0:40～0:45	⑧上司のマネジメントコンピテンシーの重要性［スライド15～19］ 健康いきいき職場づくりを進めるには職場の資源を増やすアプローチが重要で，資源を増やすうえでは，上司のマネジメントコンピテンシーが鍵となることを示します。	
0:45～0:50	⑨管理監督者の役割［スライド20］ 企業におけるメンタルヘルス対策の意義と同様に，管理監督者の役割にも二つの側面があることを伝えます。	
	4．健康いきいきマネジメントワークショップ〈1〉	
0:50～0:55	⑩ワークショップの流れの説明［スライド22］ まずは，どのような手順でワークショップを進めるか説明します。	配布資料②を使用
0:55～1:00	⑪HSEマネジメントコンピテンシーリストの紹介［スライド23～25］ ふだんの自分のマネジメントを振り返るツールとして，HSEマネジメントコンピテンシーリストを紹介します。また，研究結果より，リストの4領域と部下の健康やポジティブな結果指標との関係を示します。	

表5 つづき

時　間	項　目／内　容	備　考
	4．健康いきいきマネジメントワークショップ〈2〉	
1:00〜1:15	⑫セルフチェック［スライド26〜27］ HSEマネジメントコンピテンシーリストを使って，ふだんの自分のマネジメントを振り返ってもらいます。	配布資料②を使用
1:15〜1:25	⑬健康いきいきマネジメントのアイディアを考える個人ワーク［スライド28〜29］ 部下のワーク・エンゲイジメントを高める，もしくは，職場の一体感を醸成するために効果的なマネジメント（健康いきいきマネジメント）について，個人ごとに付箋にアイディアを書き出してもらうワークを行います。	付箋を使用
	休憩（5分）	
1:30〜2:00	⑭健康いきいきマネジメントのアイディアを考えるグループディスカッション［スライド30〜32］ グループごとに，効果的な健康いきいきマネジメントについてディスカッションをして，三つに絞り，具体的な手順を考えてもらいます。	配布資料⑤を使用
2:00〜2:30	⑮全体でアイディアを共有［スライド33〜35］ 各グループで出たアイディアと具体的手順を発表してもらい，全体で共有します。	
	5．マネジメント行動計画を立てる	
2:30〜2:40	⑯マネジメント行動計画を立てる［スライド36〜40］ 自分のマネジメントの課題や部署の課題に合わせて，健康いきいきマネジメント行動を取り入れるマネジメント行動計画を立てます。	配布資料⑥を使用
2:40〜2:50	⑰マネジメント計画をグループ内で宣言する［スライド41］ それぞれが立てたマネジメント行動計画について，グループのメンバーに宣言します。	
	6．まとめ	
2:50〜2:55	⑱まとめ［スライド42〜47］ 研修の振り返りを行い，マネジメント行動計画の実行を励まします。	プロジェクターに配布資料①を映写して説明
2:55〜3:00	⑲質疑応答・アンケートなど［スライド48］ 必要に応じて，質疑を受けたり，研修についてのアンケートをとります。相談窓口の紹介などを行ってもよいです。	

し合います。「5. マネジメント行動計画を立てる」では，ワークショップで出し合ったアイディアをもとに，各自の職場の状況や課題に合わせたマネジメントの行動計画を立てます。最後の「6. まとめ」では，研修の振り返りと質疑応答，アンケートへの記入を行います。

D 研修の効果評価

HSE マネジメントコンピテンシーリストを活用した，管理監督者教育の研修プログラムについて，効果評価を行いました。

ある金融企業の 94 部署の管理監督者に，「管理監督者のための健康いきいきマネジメントガイド」に参加してもらいました。効果評価は前後比較で行い，指標は，参加した管理監督者が回答する HSE マネジメントコンピテンシーリストの得点と，研修に参加した管理監督者の管理する部署に所属する部下が回答する，新職業性ストレス簡易調査票の得点を用いました。回答のタイミングは図 4 に示しました。

異動のあった上司・部下を除いた 53 部署の上司 53 人と，部下 465 人のデータを解析の対象として，マルチレベル解析を行いました。その結果，研修プログラムの実施により，コンピテンシーの総合得点，領域 1「部下への配慮と責任」に関するコンピテンシー，領域 2「現在と将来の仕事の管理／伝達」に関するコンピテンシーが上がり，部下が評価する部署レベルの資源が上昇していることがわかりました。部署レベルの資源には，上司からのサポート（上司が話しかけやすく，頼りになり，相談にのってくれるなど，上司が部下に行う支援），同僚からのサポート（同僚が話をしやすく，頼りになり，相談にのってくれるなど，同僚同士での支援），上司のリーダーシップ（上司が仕事の出来について適切なフィードバックを行い，部下の能力発揮を助け，自ら問題解決できるよう指導していること），上司の公正な態度（上司が偏見を

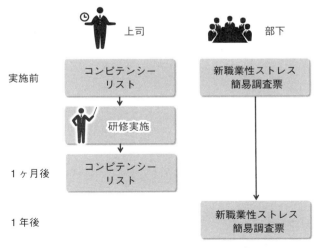

図 4　効果評価の回答のタイミング

持ったり独り善がりだったりせず，部下に思いやりと誠実さを持って対応してくれること），ほめてもらえる職場（業務の結果に対して，上司や同僚からのねぎらいや感謝の言葉など，ポジティブな評価を受けることができる雰囲気が職場にあること），失敗を認める職場（仕事上で失敗しても，それを取り戻す機会があったり，失敗を転じて成功に導くことができる雰囲気が職場にあること）といった項目が含まれています。

また，部下が評定したワーク・エンゲイジメントについての詳細の分析を行ったところ，領域1「部下への配慮と責任」のなかの「上司の誠実さ」に関するコンピテンシーが高まると，部下のワーク・エンゲイジメントが高まることが示されました。

【文　献】

川上憲人（2012）平成 21 ～ 23 年度厚生労働科学研究費補助金（労働安全衛生総合研究事業）総合研究報告書　労働者のメンタルヘルス不調の第一次予防の浸透手法に関する調査研究（主任研究者川上憲人）〔https://mental.m.u-tokyo.ac.jp/jstress/H21%E5%B9%B4%E5%BA%A6%E7%B7%8F%E6%8B%AC%E3%83%BB%E5%88%86%E6%8B%85%E7%A0%94%E7%A9%B6%E5%A0%B1%E5%91%8A%E6%9B%B8p1-143r.pdf〕（2017 年 4 月 30 日確認）

川上憲人・守島基博・島津明人・北居明（2014）健康いきいき職場づくり──現場発組織変革のすすめ　生産性出版

川上憲人・小林由佳編著（2015）ポジティブメンタルヘルス──いきいき職場づくりへのアプローチ　培風館

川上憲人・関屋裕希・小林由佳・島津明人・難波克行・津野香奈美，江口尚・原雄二郎（2014）仕事のストレスを予防し軽減する管理監督者の能力の測定──英国ＨＳＥストレスマネジメントコンピテンシー調査票日本語版の開発　第 87 回日本産業衛生学会講演集，339.

島津明人編著（2015）職場のポジティブメンタルヘルス──現場で活かせる最新理論　誠信書房

Ⅲ 実践編

　実践編では，第 2 章で紹介した HSE マネジメントコンピテンシーリストを使用した管理監督者教育研修のプログラムを紹介し，どのように実施するか，具体的な手順を紹介していきます。

　本実践例にはプログラムで用いる各種資料（配付資料，ワークシートなど）を豊富に提示しており，マニュアルの内容と手順に従いながら，管理監督者教育研修をすぐにでも行えるようになっています。

　また，事業場ごとの事情（規模，業種，資源）や，対象者の違い（職種）があっても各事業場の特徴に合わせてアレンジして使っていただけるよう，汎用性の高いプログラムになっています。

1 研修の概要

1) 企画

本研修は、「Ⅱ 新しい視点編」で触れたとおり、健康経営の手法のひとつとも言える「健康いきいき職場づくり」をねらいとしています。企画の際には、健康管理部門に限らず、人材開発部門や健康経営の企画をしている部門などと連携して企画することも、検討できると良いでしょう。

2) 対象者

対象者は管理監督者ですが、役職が管理職かどうかにかかわらず、部下のマネジメントに携わる方々であれば対象となります。たとえば、部長職や課長職だけでなく、現場のグループリーダーや班長も対象となります。むしろ、部下を直接管理する立場にある人に最も役立つプログラムです。

ただし、プログラムのなかには、ふだんの自分のマネジメントを振り返ってもらうセルフチェックや、自分のマネジメントの課題に合わせた行動計画を立ててもらうなどが含まれているため、マネジメントの経験がまったくない新任管理職に対して行うことは難しいでしょう。最低でも3カ月のマネジメント経験がある方々への研修で、プログラムが有意義なものになります。

3) 人数

一度の研修で対象とする人数は、12～48人の範囲が行いやすいです。人数やグループ数が少なすぎると、全体で共有できるアイディアが限られてしまいます。逆に人数が多すぎると、グループディスカッションでは発言しない人が出てくる、出されたアイディアを全体で共有するのに時間がかかるなど、研修全体の運営が難しくなります。1グループあたりの人数は4～6人、グループ数が3～8グループの範囲に収まっていると、研修を円滑に進めやすいです。

4) グループの構成

グループ内のメンバー構成に関して、本研修プログラムならではの特別な制約はありません。ただ、他の教育研修と同様に、グループディスカッションにおいて、メンバーの誰かが発

言しにくくなるような対人関係の葛藤や，上下関係がある場合には，調整しておくほうがよいでしょう。

5）回数

　回数は1回で行います。ただ，研修の最後にマネジメントの行動計画を立ててもらいますので，何らかのフォローアップを設けるほうが，計画を実行に移してもらう可能性が高まります。また，研修内容を現場で活かしてもらいやすくなるため，効果も出やすくなります。本章末尾に研修後のフォローアップの方法を，集合教育研修形式，個別面談形式，メール形式の三通り，紹介しています。

6）時間

　対象とする人数やグループ数によって変わりますが，基本的には，180分の実施時間となります。表6（表5の再掲）で示しているのは，5人×6グループ，30人を対象にした場合の構成です。
　グループ数や1グループあたりの人数に応じて，「⑮全体でアイディアを共有」や「⑰マネジメント計画をグループ内で宣言する」にかかる時間が増減します。また，人数が多い場合には，「⑫セルフチェック」や「⑬健康いきいきマネジメントのアイディアを考える個人ワーク」，「⑯マネジメント行動計画を立てる」にかかる時間の個人差が大きくなるため，人数が少ない場合よりも時間に余裕をみておいたほうがいいでしょう。対象とする人数やグループ数に合わせて，余裕をもって進められるように調整したうえで，時間枠を示しましょう。

7）場所

　場所はグループ数に合わせて，机と椅子が配置できる広さのある会議室で行います。個人ワークもグループディスカッションもあるので，それぞれがワークシートなどに書き込むことのできるスペースが確保され，なおかつ，グループディスカッションで話がしやすい配置にしましょう。映写スクリーンが見やすい位置であれば，はじめからグループディスカッション用の配置をしておくと，机や椅子の移動がなく，研修がスムーズに進みます。

8）実施のタイミング

　実施のタイミングについても，本研修プログラムならではの特別な制約はありません。他の教育研修を企画する際にも配慮されているように，繁忙期で受講者が集中して受けられない，

表6 タイムテーブル(表5を再掲)

時 間	項 目／内 容	備 考
	1．導入	
0:00～0:05	①研修の位置づけ［スライド1］ 研修の目的，講師紹介，必要に応じて，アイスブレイクや，グループ内での自己紹介を行います。	プロジェクターに配布資料①を映写して説明
0:05～0:10	②アジェンダの説明［スライド2］ 研修の流れについて説明します。	
	2．企業におけるメンタルヘルス対策の意義	
0:10～0:15	③四つのケア［スライド4］ 厚生労働省の示す「事業場における労働者の心の健康づくりのための指針」に基づいて，企業のメンタルヘルス対策の体制の基本について説明します。	プロジェクターに配布資料①を映写して説明
0:15～0:20	④企業におけるメンタルヘルス対策の意義［スライド5，6］ 企業におけるメンタルヘルス対策の意義について考えてもらう時間をとり，まずは，安全配慮義務に基づいた意義を伝えます。	
0:20～0:30	⑤健康いきいき職場づくりの考え方［スライド7，8］ 新しい職場のメンタルヘルス対策の考え方として，健康いきいき職場づくりの考え方を紹介します。	
0:30～0:35	⑥メンタルヘルス対策の意義の二側面［スライド9，10］ メンタルヘルス対策の意義について，リスクマネジメントの側面と健康への投資，という二つの側面があることを示します。	
	3．管理監督者の役割	
0:35～0:40	⑦ワーク・エンゲイジメントと職場の一体感［スライド12～14］ 健康いきいき職場づくりのモデルにおける従業員のいきいきとしてワーク・エンゲイジメントの概念を，組織のいきいきとして職場の一体感について説明します。	プロジェクターに配布資料①を映写して説明
0:40～0:45	⑧上司のマネジメントコンピテンシーの重要性［スライド15～19］ 健康いきいき職場づくりを進めるには職場の資源を増やすアプローチが重要で，資源を増やすうえでは，上司のマネジメントコンピテンシーが鍵となることを示します。	
0:45～0:50	⑨管理監督者の役割［スライド20］ 企業におけるメンタルヘルス対策の意義と同様に，管理監督者の役割にも二つの側面があることを伝えます。	
	4．健康いきいきマネジメントワークショップ〈1〉	
0:50～0:55	⑩ワークショップの流れの説明［スライド22］ まずは，どのような手順でワークショップを進めるか説明します。	配布資料②を使用
0:55～1:00	⑪HSEマネジメントコンピテンシーリストの紹介［スライド23～25］ ふだんの自分のマネジメントを振り返るツールとして，HSEマネジメントコンピテンシーリストを紹介します。また，研究結果より，リストの4領域と部下の健康やポジティブな結果指標との関係を示します。	

表6 つづき

時間	項目／内容	備考
	4．健康いきいきマネジメントワークショップ〈2〉	
1:00～1:15	⑫セルフチェック［スライド 26～27］ HSEマネジメントコンピテンシーリストを使って，ふだんの自分のマネジメントを振り返ってもらいます．	配布資料②を使用
1:15～1:25	⑬健康いきいきマネジメントのアイディアを考える個人ワーク［スライド 28～29］ 部下のワーク・エンゲイジメントを高める，もしくは，職場の一体感を醸成するために効果的なマネジメント（健康いきいきマネジメント）について，個人ごとに付箋にアイディアを書き出してもらうワークを行います．	付箋を使用
	休憩（5分）	
1:30～2:00	⑭健康いきいきマネジメントのアイディアを考えるグループディスカッション［スライド 30～32］ グループごとに，効果的な健康いきいきマネジメントについてディスカッションをして，三つに絞り，具体的な手順を考えてもらいます．	配布資料⑤を使用
2:00～2:30	⑮全体でアイディアを共有［スライド 33～35］ 各グループで出たアイディアと具体的手順を発表してもらい，全体で共有します．	
	5．マネジメント行動計画を立てる	
2:30～2:40	⑯マネジメント行動計画を立てる［スライド 36～40］ 自分のマネジメントの課題や部署の課題に合わせて，健康いきいきマネジメント行動を取り入れるマネジメント行動計画を立てます．	配布資料⑥を使用
2:40～2:50	⑰マネジメント計画をグループ内で宣言する［スライド 41］ それぞれが立てたマネジメント行動計画について，グループのメンバーに宣言します．	
	6．まとめ	
2:50～2:55	⑱まとめ［スライド 42～47］ 研修の振り返りを行い，マネジメント行動計画の実行を励まします．	プロジェクターに配布資料①を映写して説明
2:55～3:00	⑲質疑応答・アンケートなど［スライド 48］ 必要に応じて，質疑を受けたり，研修についてのアンケートをとります．相談窓口の紹介などを行ってもよいです．	

直後に事業構造改革が予定されており行動計画が立てにくいなど，研修の効果が期待できないタイミングは避けたほうがよいでしょう．

2　ガイドラインとの対応

　表7には，本研修で9ページの表1で示した，科学的根拠に基づいた管理監督者教育研修のガイドラインをどう反映させているか，どのように反映させることができるかを示しています．

3　研修の流れ（タイムテーブル）

　研修のタイムテーブルは表6に示したとおりです．研修は，大きく分けての五つのパートに分かれています．

　まず，研修の目的や位置づけ，研修のアジェンダを説明する「1．導入部分」から始めます．次に，「2．企業におけるメンタルヘルス対策の意義」と，併せて「3．管理監督者の役割」について説明します．その後，「ストレスを予防するHSEマネジメントコンピテンシー（管理職としての行動や能力）リスト」（以下，HSEマネジメントコンピテンシーリスト）を使ったセルフチェックや，グループディスカッションを含む参加型の「4．健康いきいきマネジメントワークショップ」のパートを行います．行動変容に結びつけるための「5．マネジメント行動計画を立てる」のパートのあと，最後に研修の振り返りを行う「6．まとめ」を行う，という構成になっています．

4　研修で使用するもの

　研修では，設備と配付資料として，以下のものを使用します．

1）設備

　設備としては，ノートパソコン，プロジェクター，スクリーンが必要となります．また，会場に応じて，レーザーポインター，マイク，ホワイトボードなどもあると良いでしょう．

表7　ガイドラインとの対応（表1のガイドライン参照）

要素	番号	本研修での反映
対象の選定	推奨1	内容としては，すべての管理監督者に提供可能な内容です。
	推奨2	部下のワーク・エンゲイジメントを高める，部署の一体感を高めることを目的とした，ふだんのマネジメント行動に関して問題を感じている管理監督者や，課題を抱えていそうな管理監督者に優先して研修を行う可能性が考えられます。
	推奨3	対象事業場のニーズや状況に関する情報，ストレスチェックの集団分析結果などから，HSEマネジメントコンピテンシーリストに含まれているマネジメントコンピテンシーのうち，優先して習得すべきものがあれば，マネジメントコンピテンシーリストを幅広く扱うのではなく，一部のものに研修内容を絞り，ロールプレイなどの実践的なワークを取り入れる方法もあります。
	ヒント1	本研修内容は，直接部下を管理する立場にあるライン管理職に，最も役立つ内容になっています。
研修内容・形式	推奨4	本研修内容は，指針で推奨されている事項のうち，⑤の職場環境にアプローチする方法を主に扱っています。研修のなかでは，指針の推奨事項①については，事業場のメンタルヘルス対策における本研修の位置づけや，他のメンタルヘルス対策との関連などを，研修の「1．導入」のなかで取り上げると良いでしょう。推奨事項②・③については，「2．企業におけるメンタルヘルス対策の意義」でメンタルヘルス対策の意義，健康いきいき職場づくりの考え方を取り上げています。推奨事項④については，「3．管理監督者の役割」にて扱っています。⑧・⑩については，最後に部下の健康問題についての相談窓口や連携の方法を紹介しておくと良いでしょう。本研修で扱うことのできていない⑥，⑦，⑨，⑪について別の研修の機会を設け，段階的に受講してもらうなどの計画を組むと良いでしょう。
	推奨5	本研修では，研修の後半で，参加者が自部署の課題に合わせたマネジメント行動計画を立てるワークを設けています。
	ヒント2	本研修は集合教育研修形式をとっていますが，フォローアップの手法として，個別面談やメールも提案しています。また，研修内でも，付箋を使った個人ワークやグループディスカッションといった手法を活用しています。
	ヒント3	本研修内容には相談対応の技術は含まれていませんが，たとえば，HSEマネジメントコンピテンシーリストのうち，部下と会話のやりとりが発生するコンピテンシー（例：領域1-C「ネガティブなフィードバックよりポジティブなフィードバックを多く与える」）に焦点を当てて研修内容を組む場合などには，ロールプレイの方法を活用すると良いでしょう。
	ヒント4	事業場のワーク・エンゲイジメントや一体感，チームワーク等に関連するデータなどがあれば，「3．管理監督者の役割」などで示すと良いでしょう。
	ヒント5	本研修では，体制・制度に関する事例は出していませんが，マネジメント行動についてのグループディスカッションや，個人ごとにマネジメント行動計画を立ててもらう際には，記入例を示しています。対象事業場によく起こる例にすると，よりイメージがわきやすいでしょう。
頻度・期間	推奨6	本研修では，フォローアップの方法として，集合教育研修形式，個別面談形式，メール形式の3種類の方法を紹介しています。
	推奨7	本研修では，HSEマネジメントコンピテンシーリストを，ふだんのマネジメント行動を振り返ってもらうセルフチェックのツールとして活用していますが，1年に1回，管理監督者向けの教育研修を実施する際に，セルフチェックの機会として本リストを活用する方法もあります。
	ヒント6	HSEマネジメントコンピテンシーリストの内容を，1年目は領域1に関わるマネジメントコンピテンシーについて，2年目の研修では領域2に関わるマネジメントコンピテンシーについて取り上げるなど，教育内容を分けて，段階的に習得してもらう方法もあります。

2）配布資料

配布資料は，下記のものが必要になります。必要に応じて，卓上名札や胸名札も準備しましょう。なお，配布資料Ⓐ～Ⓔは，巻末にも掲載しましたので参照してください。

①研修用スライド資料（配布資料Ⓐ）
②HSEマネジメントコンピテンシーリスト（配布資料Ⓑ）
③「強み」シール（配布資料Ⓒ）
④付箋
⑤グループワーク用シート（配布資料Ⓓ）
⑥個人計画ワークシート（配布資料Ⓔ）

5 実際の進め方

実際にどのように研修を進めていくか，各パートごとに紹介していきます。表6のタイムテーブルに沿って，解説していきます。

1）導入

「1．導入」の部分は，参加者が研修に参加しやすい雰囲気づくりと，研修への動機を高めてもらい，研修の流れを把握してもらう目的で行います。具体的な手順は次のとおりです。

Ⓐ 研修の位置づけ（スライド①）

[スライド①]

研修の主催者から，研修の目的や位置づけについて説明をしてもらいます。その事業場や職場特有の課題のために行うのであれば，ここからは講師が，タイムテーブルの時間よりも長くとって丁寧に説明してもよいでしょう。ガイドラインに書かれているとおり，事業場のデータや事例を示して研修の目的や位置づけを説明す

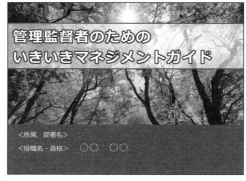

スライド①

ることで，参加者の動機を高めることができます。ストレスチェック制度の事後対策として本研修を行う場合には，ストレスチェックの組織分析の結果を示して，ストレスチェックの結果と本研修の関連を理解してもらうことも効果的でしょう。

次に，講師を紹介します。主催者が紹介しても自己紹介でもかまいません。講師が事業場のなかで果たしている役割を明確に示しましょう。事業場内の産業保健スタッフなのか，事業場外から来ているのか，事業場の通常のメンタルヘルス対策のなかでどのような役割を担っているのか，説明します。

参加者のグループ構成やメンバーに合わせて，アイスブレイクやグループ内での自己紹介を行います。すでに顔見知りの参加者同士であれば特に必要ないかもしれませんし，初めて顔を合わせるメンバーが多いのであれば，グループ内で簡単な自己紹介をしてもらいましょう。

B アジェンダの説明（スライド②）

[スライド②]

研修の流れについて簡単に説明します。「いきいきマネジメントワークショップ」については，ワークショップに移る際に改めて流れを説明すると伝えて，ここでは各パートのタイトルを読み上げる程度で十分でしょう。

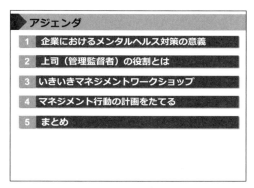

スライド②

2）企業におけるメンタルヘルス対策の意義

企業におけるメンタルヘルスの意義について，これまで強調されてきた安全配慮義務に基づく意義と，新しい健康いきいき職場づくりの考え方を説明して，二つの側面があることを理解してもらいます。

Ⓐ 4つのケア（スライド④）

[スライド④]

企業におけるメンタルヘルス対策の体制について，「事業場における労働者の心の健康づくりのための指針」をもとに，4つのケアを紹介します。

①セルフケアは，働く人が自分の精神的健康を守るために行うケアであり，誰もが担う役割であること，②ラインによるケアは管理監督者，いわゆる上司という立場にある人が，自分が管理する部下の精神的健康を守るために行う業務上の配慮や，職場環境の改善，個別相談への対応，休復職の支援などが含まれることを伝えます。③事業場（組織）内産業保健スタッフによるケアは，事業場に所属する産業医や保健師，看護師，臨床心理士，人事労務担当者などの産業保健スタッフが，従業員の精神的健康のために行う教育研修や，相談対応，休復職支援などが含まれます。そして，④事業場外資源には，外部の医療機関や相談機関などが含まれます。事業場が独自に契約している外部EAPの相談窓口などがあれば，それを紹介するのもよいでしょう。

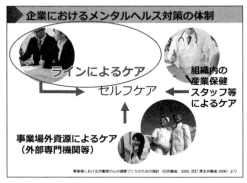

スライド④

4つのケアを説明したうえで，今回の研修の内容は管理監督者向けのものであり，ラインによるケアに関するものであることを伝えます。セルフケアの研修や職場環境改善活動も行っている場合には，心の健康づくり計画全体を紹介してもよいですし，ストレスチェックの事後対策として行っている場合には，年間計画を紹介してもよいでしょう。また，事業場内のメンタルヘルス対策の体制図を示して，周知の機会としてもよいかもしれません。

❸ 企業におけるメンタルヘルス対策の意義 （スライド⑤，⑥）

[スライド⑤]

メンタルヘルス対策を進める体制について紹介したうえで，企業がメンタルヘルス対策をする意義について参加者に質問を投げかけ，考えてもらう機会とします。1，2名の参加者に聞いてみてもよいでしょう。

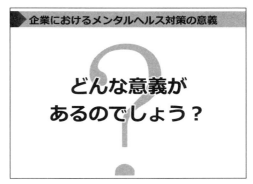

スライド⑤

[スライド⑥]

メンタルヘルス対策を行う意義のひとつとして，安全配慮義務に基づいた対応を挙げます。安全配慮義務について説明し，管理監督者も安全配慮義務を履行する必要があること，危険予知義務と結果回避義務があることから，部下の健康状態に目を配り，早めに相談にのるなどの対応が必要になることを伝えます。

このスライドや内容については，すでに実施している研修や管理監督者向けに教育・情報提供している場合には，その資料を差し替えて使うとよいでしょう。部下の不調に気づいた場合の管理監督者の対応などは，各事業場ごとで異なる可能性がありますので，それぞれの事業場の体制に合わせた内容にしましょう。

スライド⑥

C 健康いきいき職場づくりの考え方（スライド⑦，⑧）

[スライド⑦]

新しい職場のメンタルヘルスの考え方として，健康いきいき職場づくりの考え方を紹介します。2012年頃から出てきた考え方で，三つの特徴があります。一つ目は，職場の心理社会的資源に注目している点です。二つ目は，ポジティブなメンタルヘルスの実現を目標とする点です。三つ目は，経営課題のひとつとしてメンタルヘルスに取り組むという点です。次のスライドでモデル図を示しながら詳しく説明をするので，まずは簡単な紹介にとどめます。

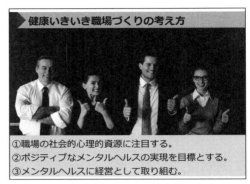
スライド⑦

[スライド⑧]

従来の考え方と，健康いきいき職場づくりの考え方を，対比させながら紹介します。

従来は，長時間労働や，照明や温度などの物理的な職場環境が良くないなど，職場にはストレスの要因があり，それらが心身の健康に影響を与えているという考え方が中心になっており，主に職場のストレス要因を減らすという対策が検討されてきました。

それに対して健康いきいき職場づくりの考え方では，職場にはストレスの要因だけでな

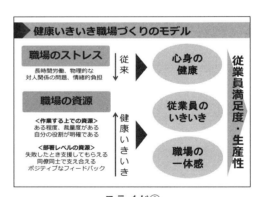
スライド⑧

く，働きやすくするうえで大切な資源もあると考えます。たとえば，日々の作業をするうえでの資源としては，裁量度があることや，自分の果たす役割が明確であることが挙げられます。部署のなかで仕事をしていくうえでの資源としては，失敗したときに支援・フォローがある，同僚同士サポートし合う風土がある，仕事に対して具体的なポジティブフィードバックがある，といったことが挙げられます。そして，これらの資源が十分にあることが，心身の健康の維持・増進につながります。さらに，従業員一人ひとりがいきいき働くことや，職場に一体感があることにもつながっていきます。

こうして，心身の健康，従業員のいきいき，職場の一体感の維持・増進を通じて，従業員満

足度や生産性の向上の達成を目指します。

　スライド⑧のモデル図を用いて，スライド⑦で挙げた健康いきいき職場づくりの三つの特徴を，改めて説明します。まず，一つ目の特徴は，職場のストレス要因だけでなく，資源に注目するという点でした。二つ目は，心身の健康だけではなく，従業員のいきいき（ワーク・エンゲイジメント）や職場の一体感といった，ポジティブなメンタルヘルスの実現を目標としている点でした。三つ目の特徴は，従業員満足度や生産性の向上を目指して，経営課題のひとつとしてメンタルヘルス対策に取り組んでいくという考え方でした。

D メンタルヘルス対策の意義の二側面 （スライド⑨～⑪）

[スライド⑨]

　職場のメンタルヘルスの対策には，従来行われてきたような，安全配慮義務に基づいた不調者への対応や，休復職の支援や再発防止などのリスクマネジメントの側面に加えて，従業員一人ひとりがいきいきと働くことのできる状態（ワーク・エンゲイジメントが高い状態），上司，同僚同士がサポートし合える一体感のある状態を目指していく健康への投資，という二つの側面があることを伝えます。

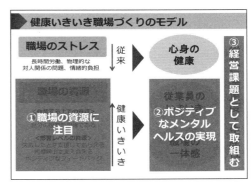

スライド⑨

[スライド⑩・⑪]

　先ほどの健康いきいき職場づくりのモデルの二側面を示します。職場のストレス要因を減らすという「リスクマネジメント」の側面に加えて，職場の資源を増やしていく「健康への投資」

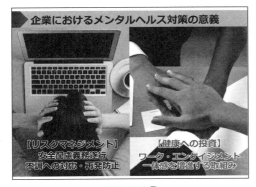

スライド⑩

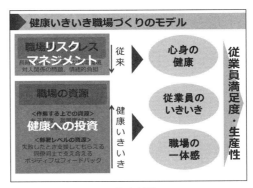

スライド⑪

という側面が加わってきていることを確認します。

3）管理監督者の役割

　管理監督者の役割について，不調者への対応や休復職支援，再発防止に加えて，管理する部下やチームがやりがいや一体感をもっていきいきと働くためのコミュニケーション（働きかけ）がとれることも重要であることを伝えます。

Ⓐ ワーク・エンゲイジメントと職場の一体感 （スライド⑫～⑮）

[スライド⑬]

　スライド⑭，⑮で従業員のいきいきと職場の一体感について具体的に説明を加えるうえで，もう一度，健康いきいき職場づくりのモデルを示します。

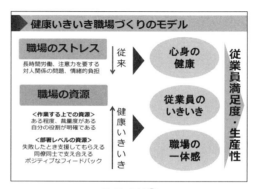

スライド⑬

[スライド⑭]

　従業員のいきいきについて，そのままでは抽象的でイメージしづらいため，ワーク・エンゲイジメントの概念を紹介します。従業員がいきいきしている状態とは，仕事に誇り（やりがい）を感じて，熱心に取り組み，仕事から活力を得ている，ワーク・エンゲイジメントが高い状態であると伝えます。

　従業員がいきいきしている状態については，企業ごとで目指す姿が異なる場合もあるので，ワーク・エンゲイジメントではない独自の紹介をしてもかまいません。

[スライド⑮]

部署（職場）のいきいきがあるとは，一体感や連帯感が強く，チームワークが良い状態を指すことを伝えたうえで，心の病気や会社の業績との関連をデータから示します。「コミュニケーションや助け合いが減った」「組織・職場のつながりを感じにくくなった」に対して「はい」と回答した職場のほうが，「いいえ」と回答した職場よりも心の病気の増加傾向が高いこと，「人間関係」に満足，「協力して仕事をする雰囲気」が強い，「３年前に比べて協力して仕事をする雰囲気が」強い，と回答した職場のほうが，逆の回答をした職場に比べて，会社の業績が上がった割合が高いことを示します。

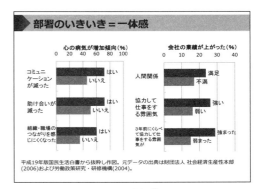

スライド⑮

❸ 上司のマネジメントコンピテンシーの重要性 （スライド⑯～⑳）

[スライド⑯]

心身の健康，従業員のいきいき（ワーク・エンゲイジメント），職場の一体感を維持・増進するうえでは，職場の「資源」を高めるアプローチをとることを伝えます。

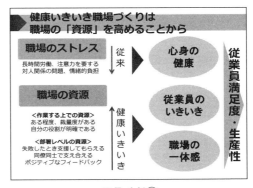

スライド⑯

[スライド⑰]

職場の資源を増やすために大切な鍵となるものは何かを参加者に問いかけて、考えてもらいます。

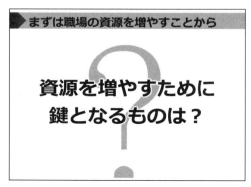

スライド⑰

[スライド⑱]

職場の資源を増やすには、上司のマネジメントコンピテンシーが重要であることを伝えます。HSE マネジメントコンピテンシーリスト（配布資料Ⓑ）の4領域から2項目ずつを選び、職場の資源と結びつけながら紹介します。

たとえば、領域1の「16. チームが自分たちのやり方で作業できるようにしている」と、作業するうえで「裁量度がある」という職場の資源が高まります。同じく領域1の「14. ネガティブなフィードバックよりもポジティブなフィードバックを多く与える」と、部署における「ポジティブなフィードバック」という資源が高まります。

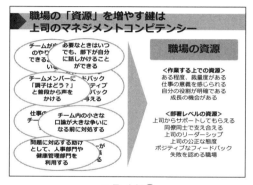

スライド⑱

領域2の「19. 仕事の目的をチームに明確に伝える」と、作業するうえでの「自分の役割が明確である」という資源が高まります。同じく領域2の「19. チームのメンバーが役割に応じて成長できるよう助ける」と、作業するうえでの「成長の機会がある」という資源が高まります。

領域3の「4. 必要な時はいつでも、部下が自分に話しかけることができる」「13. チームメンバーに『調子はどう？』と普段から声をかける」ようにしていると、部署レベルの「上司からサポートしてもらえる」という資源が高まります。

領域4の「2. チーム内の小さな口論が大きな争いになる前に対処する」と、部署レベルの「上司のリーダーシップ」や「上司の公正な態度」という資源が高まります。同じく領域4の「7. 問題に対応する助けとして、人事部門を利用する」ようにしていると、部署レベルの「上司か

らサポートしてもらえる」や「上司のリーダーシップ」という資源が高まります。

このように説明を加えていくことで，職場の資源を増やすうえで，マネジメントコンピテンシーがいかに重要かを伝えます。

[スライド⑲]

健康いきいき職場づくりのモデルのなかに，上司のマネジメントコンピテンシーを位置づけます。上司のマネジメントコンピテンシーが職場の資源を増やし，心身の健康や従業員一人ひとりのいきいき（ワーク・エンゲイジメント），職場の一体感の維持・増進につながり，従業員満足度や生産性が高まっていくという道筋を示します。

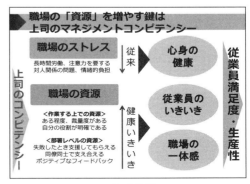
スライド⑲

[スライド⑳]

ここでは，上司のこれまでの経験から，マネジメントコンピテンシーの重要さについて考えてもらいます。これまでに一緒に働いてきた上司との関わりを思い出してもらい，上司の行動や言葉かけで，やる気がぐんと上がったり，逆にモチベーションが一気に下がってしまったりした経験がないか，問いかけます。具体的な経験を聞いたり，書き出してもらうことはしませんが，部下の視点や部下からの見え方を思い出してもらうことで，上司としての自分のふだんの行動や言葉かけの影響の大きさを，感じてもらいます。

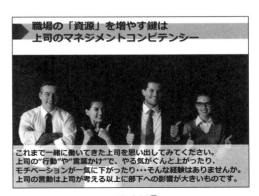
スライド⑳

ⓒ 管理監督者の役割 (スライド㉑)

[スライド㉑]

管理監督者の役割について，職場のメンタルヘルス対策を行う意義との対応で示します。「リスクマネジメント」の観点から，長時間労働などを含む労務管理や，安全の管理，不調者への対応や復職支援，再発防止などの健康管理を挙げます。それに加えて，職場の資源を増やして生産性を上げる「健康への投資」という観点から，部下やチームがやりがいや一体感を持っていきいき働くための関わりを挙げ，そういったマネジメント行動を「健康いきいきマネジメント」と呼ぶことを伝えます。

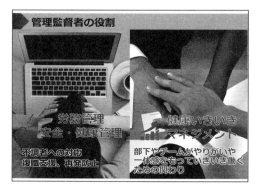

スライド㉑

4）健康いきいきマネジメントワークショップ

ここでは，個人ワークやグループディスカッションなど参加型のワークを活用して，健康いきいきマネジメントのアイディアを出し合い，共有します。

Ⓐ ワークショップの流れの説明 (スライド㉓)

[スライド㉓]

ワークショップの流れを説明します。マネジメントコンピテンシーリストを使ったセルフチェック，健康いきいきマネジメントのアイディアを考える個人ワーク，自分の強みを公表してのグループディスカッション，ディスカッションで出た効果的な健康いきいきマネジメント行動のアイディアの全体共有，アイディアを踏まえたうえでの個人の行動計画の設定の，五つのステップで進めることを伝えます。

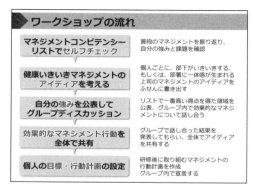

スライド㉓

Ⓑ HSE マネジメントコンピテンシーリストの紹介 (スライド㉔〜㉖)

[スライド㉔]

HSE マネジメントコンピテンシーリストについて,日本における厚生労働省のような存在の,英国安全衛生庁(HSE)が開発したものであることを伝えます。開発の背景として,部下の健康に対する管理監督者の影響が重視され,部下のストレスを予防し軽減する,管理監督者の行動に関する研究の成果物であることを伝えます。

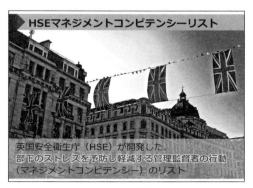

スライド㉔

[スライド㉕]

マネジメントコンピテンシーリストの4領域を紹介します。それぞれの領域名と,含まれる下位尺度を伝えます。このあと実際にリストに回答してもらうので,簡単な紹介にとどめてかまいません。

たとえば,「領域1は,部下への配慮と責任に関するコンピテンシーで,やると言ったことは実行する,のような行動に見られる『誠実さ』,自分の気分がどんなときにどう変わるか自覚して調整できる『感情コントロール』,締

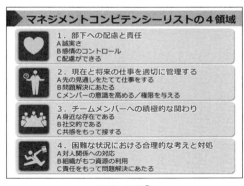

スライド㉕

め切りを決めるときは現実的に達成できる期日にするといった『配慮ができる』,といった項目が含まれています」などの説明で十分でしょう。コンピテンシーリストの文章を使いながら,管理監督者の人が初めて聞いても理解できるような表現にします。

領域2〜4についても,紹介のセリフの例を記載しておきます。

「領域2は,現在と将来の仕事に対する適切な管理・伝達に関するコンピテンシーで,チームの作業量を常に把握して計画を立てるといった行動に見られる『先の見通しをたてて仕事をする』,チームを代表して問題が起きたらすぐに対応するといった『問題解決にあたる』,メンバーに適正なレベルの責任を与えて役割に応じて成長できるように促す『メンバーの意識を高める/権限を与える』,といった項目が含まれています」。

「領域3は，チームメンバーへの対応に関するコンピテンシーで，定期的に顔を合わせて話す機会を設けるなど『身近な存在である』こと，笑顔でいる・差し入れをするなど『社交的である』こと，物事をチームメンバーの視点からも見るようにするなど『共感をもって接する』，といった項目が含まれます」。

「領域4は，困難な状況における合理的な対処に関するコンピテンシーで，チーム内の対立に早めに客観的に対応するなどの『対人関係への対応』，他の管理職に助言を求めたり，組織内の人事・健康管理部門を利用するといった『組織がもつ資源の利用』，物事がうまくいかない場合の最終責任は自分がとることを明確にするといった『責任をもって問題解決にあたる』，といった項目が含まれています」。

なお，領域4については，領域1～3とは少し位置づけが異なり，いじめや従業員同士の対立など，チームが困難な状況におちいった場合のマネジメントであり，ふだんから使うマネジメントではないので，その点を付け加えて説明しておきます。

[スライド㉖]

ここでは，マネジメントコンピテンシーの四つの領域と，精神的健康やいきいきに関するアウトカムであるワーク・エンゲイジメント，職場の一体感，そして，パフォーマンスに関わる職務の遂行，創造性の発揮，積極的な学習，との関係を示します。前編の27ページで紹介した研究の結果です。マネジメントコンピテンシーが低いほど精神的健康度が低く，マネジメントコンピテンシーが高いほど，いきいきに関するアウトカムやパフォーマンスに関する指標の得点が高いことを伝えて，マネジメントコンピテンシーリストへの管理監督者の関心を高めます。

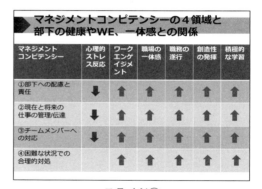

スライド㉖

● セルフチェック（スライド㉗，㉘）

[スライド㉗]

　マネジメントコンピテンシーリスト（配布資料Ⓑ）を使って，参加者のふだんのマネジメントについて振り返りをしてもらいます。1ページ目冒頭の教示文を読みます。そして，領域4について説明を加えます。領域4は，いじめや従業員同士の対立など，チームが困難におちいった場合のマネジメントについて回答してもらうこと，もし，こうした状況を経験したことがない場合には，そういった場面になったらどう対応するかイメージして記入をしてもらうよう，伝えておきます。

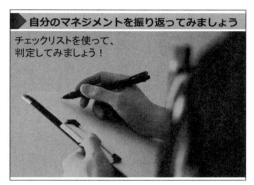

スライド㉗

　すべての回答を終える参加者が出てきたら，マネジメントコンピテンシーリストの5ページ目にある，「あなたのマネジメント行動・能力の判定」の結果の出し方について，説明をします。各領域の下にあるグレーの欄に，○のついた回答選択肢の数を書き込んでもらい，それぞれその下の行の数字をかけます。そして，各領域ごとの合計点を求めてもらいます。5ページ目には「改善の必要あり」「及第点」「優れている」の三つのカテゴリーがあり，自分の合計点から，四つの領域それぞれがどのカテゴリーにあてはまるか，○をつけてもらいます。

　また，4領域の下位カテゴリー（A，B，C）ごとの判定もできるようにしていますが，研修プログラム内ですべてを計算してもらうことは時間的に難しいため，省略します。もし，詳細の判定結果をもとに研修を進めたい場合には，事前に参加者にリストを配布して，準備してきてもらうようにしましょう。

　判定を終えるまでの時間は個人ごとでばらつきが出るので，時間のかかっている参加者がいないか見回り，サポートします。

[スライド㉘]

参加者全員が回答を終えたら，一番高い判定結果の出た領域を自分の「強み」として，そのカテゴリーを表すシール（配布資料ⓒ）を胸に貼ってもらいます。高い判定結果の出た領域が二つ以上ある場合には，ふだんから自分が意識して行っている，力を入れている領域を選んでもらいます。もし，どの領域も「改善の必要あり」となっている場合は，ふだん自分が実践して役立っていると思う領域を選んでもらい，その領域を「強み」として，シールを貼ってもらいます。

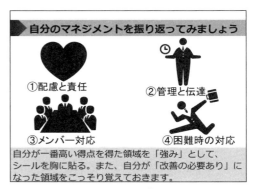

スライド㉘

Ⓓ 健康いきいきマネジメントのアイディアを考える個人ワーク（スライド㉙，㉚）

[スライド㉙]

ワークショップのアジェンダを再提示します。

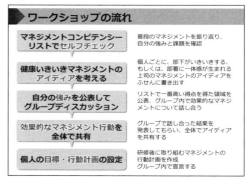

スライド㉙

[スライド㉚]

まずは個人ワークで，部下のやりがいを高める，あるいは職場の活性化や一体感（チームワーク）を高めるための効果的なマネジメントについて，具体的なアイディアを出してもらいます。すでに職場で実施しているものでも，まだ試していないマネジメントでもかまいません。付箋を1人につき1束用意しておき，1枚の付箋に一つのマネジメントを書いてもらうよう促します。

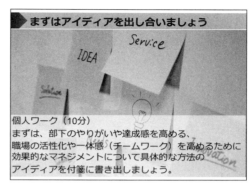
スライド㉚

手が止まっている人がいたら，声をかけてフォローをします。「思い浮かばない」という人がいた場合には，「これまでの上司との関わりのなかで，上司の声かけや行動で『頑張ろう』とやる気の出たときのことや，チームワーク良く仕事ができたときの上司の行動を思い出してみてください」など，参加者の部下としての経験を手がかりにしてもらうのもよいでしょう。

個人ワークの後に10分の休憩を入れます。後半の開始時刻を示し，休憩をとるよう促します。開始時刻はホワイトボードなどに書いておくとよいでしょう。

Ⓔ 健康いきいきマネジメントのアイディアを考えるグループディスカッション（スライド㉛～㉝）

[スライド㉛]

ワークショップのアジェンダを再提示します。

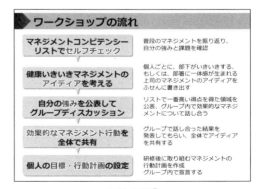
スライド㉛

[スライド㉜]

　グループごとに，部下のやりがいや達成感を高める，あるいは職場の活性化や一体感（チームワーク）を高めるための効果的なマネジメントについて，アイディアを出し合い，そのなかから二つを選んでもらいます。その後，選んだ二つのマネジメントについて，具体的な方法を話し合ってもらいます。目安としては，30分のうちの最初の15分で，個人ワークで考えたアイディアを共有してもらい，共有したものからさらにアイディアを広げてもらいます。次の5分で，広がったアイディアを二つに絞ってもらいます。絞る際の基準は特に指定はしませんが，もし質問が出た場合には，「効果の高そうなもの」「やってみたいと思えるもの」などの基準を提案します。そして，残りの10分で，二つのマネジメントをふだん職場でどのように実践するか，具体的なやり方を考えてもらいます。

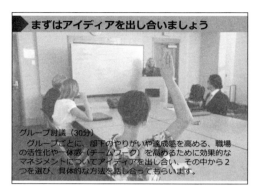
スライド㉜

　グループディスカッションの終わりに，次の全体共有に備えて，グループの誰がディスカッションの結果を発表するか，決めておいてもらいます。

　もし，グループディスカッションの話が進んでいないグループがあったら，講師が声かけをします。その際には，HSEマネジメントコンピテンシーリストの項目を参考にして，役立ったものや役立ちそうなものを見つけてもらう，これまでのマネジメント経験のなかでの成功体験をヒントにしてもらう，などを提案するとよいでしょう。

[スライド㉝]

　グループディスカッションの際に使用するワークシート（配布資料Ⓓ）を提示します。二つに絞ったあと，それぞれのマネジメント行動が，やりがいに効果があるのか，一体感に効果があるのか，○をつけてもらいます。次に，そのマネジメントの名前をつけてもらいます。そして，具体的なやり方を記述してもらいます。アイディアを聞いた人が，今日からでも実践できるように，「どのようなタイミングで」「誰に対して」「どのような行動をとるか」の3点について，必ず含めてもらうことを伝えます。

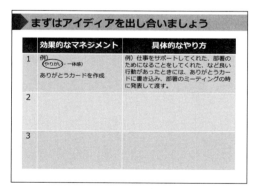
スライド㉝

F 全体でアイディアを共有 (スライド㉞〜㊱)

[スライド㉞]

ワークショップのアジェンダを再掲示します。

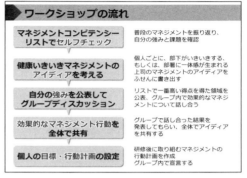

スライド㉞

[スライド㉟]

各グループでまとめた二つのマネジメント行動のアイディアと，具体的なやり方について，1グループ3分で発表してもらいます。その後1グループあたり2分ほど，講師からのコメントや，他のグループからの質問の時間を取ります。

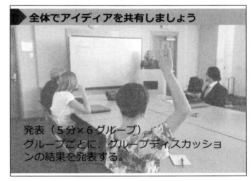

スライド㉟

[スライド㊱]

出てきたアイディアについては参加者が視覚的に把握できるよう，発表者に発表してもらいながら，同時にスライド上に入力していくとよいでしょう。一つのグループの発表が終わったら，それぞれのマネジメントに対して，講師がコメントやフィードバックを行います。コメントする際のポイントについては，次ページにまとめました。

スライド㊱

講師がコメント・フィードバックする際のポイント

❶ポジティブなフィードバックから始める

　フィードバックは，必ずポジティブな側面へのコメントから始めましょう。気になる点などは，フィードバックの後半に回します。まずは，グループがまとめた二つのマネジメントの良い点に言及します。視点としては，発想がユニーク，さまざまな職場で活用できそうな汎用性がある，今日からでも始められそうな手軽さがある，効果の高さ，即効性，職場の状況・特徴をよくとらえている，などが挙げられます。

❷方法を具体化する

　グループディスカッションの際に，なるべく具体的な方法まで話し合ってもらうように教示していますが，発表時点で「どのようなタイミングで」「誰に対して」「どのような行動をとるか」の三点が明確になっていない場合には，具体化できるように問いかけます。たとえば，「どのようなタイミングで行うと効果が出る方法なのでしょうか？」と質問してみましょう。

❸汎用性を高める

　アイディアを具体化するよう依頼しているので，その職場でしか使えないマネジメント行動になっている場合があります。グループディスカッションの課題としてはそのほうがよいのですが，全体で共有する際には，そのアイディアのなかで他の職場でも活用できそうな要素を取り上げて，他のグループの参加者も参考にすることができるようにします。

❹どのような効果がありそうかイメージさせる

　各グループから出たアイディアについて，どのような効果が予想されるかコメントすることで，そのアイディアへの関心や，試してみようというモチベーションが喚起されやすくなります。たとえば，「2週間に1回，全員ミーティングの場を設けて，それぞれが抱えている案件の情報共有を行う」というアイディアが出された場合には，「お互いの仕事の中身や状況がわかると，助言し合うなど，サポートし合う風土が生まれたり，方針の確認やすり合わせが早い段階でできて，齟齬などが減るかもしれませんね！」といったコメントをします。

5）マネジメント行動計画を立てる

　ここでは，グループディスカッションや全体共有を通じて得たマネジメント行動のアイディアをもとに，各自が自身の職場の課題に合わせた，部下のやりがいや達成感を高める，あるいは職場の活性化や一体感（チームワーク）を高めるために効果的なマネジメント行動の計画を立てていきます。

Ⓐ マネジメント行動計画を立てる（スライド㊲〜㊶）

[スライド㊲]

　ワークショップのアジェンダを再提示します。

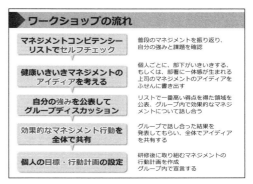

スライド㊲

[スライド㊳，㊴]

　今回の研修では，マネジメントコンピテンシーリストを活用して，それぞれのマネジメントの強みと課題を把握したこと，そして，個人ワークとグループディスカッション，全体共有の

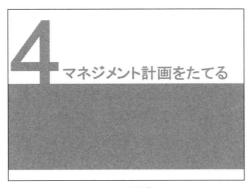

スライド㊳

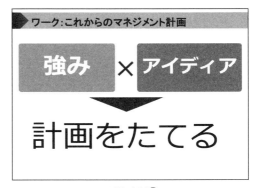

スライド㊴

プロセスを通じて，多くのマネジメント行動のアイディアを共有したことを振り返ります。これらを活用して，今後のマネジメント行動計画を立てることを提案します。

[スライド㊵]

マネジメント計画の立て方について説明します。それぞれの職場の課題に合わせて，これから1カ月間に取り組むマネジメント行動を一つ選び，計画を立ててもらいます。

はじめに，今の部下や部署のなかでのやりとりで，課題だと思うことを書き出してもらいます。この点については，もし研修前に準備してもらうことが可能であれば，「部下にやりがいを持たせることや，チームをまとめていくうえで課題だと感じることを，一つ考えてきてください」と，事前にアナウンスしておいてもよいでしょう。

次に，マネジメントコンピテンシーリストの結果から，自分のマネジメントの強みと課題を書き出します。

部署と自身のマネジメントについての現状把握をしたうえで，グループで出し合ったアイディアや，全体で共有したアイディアを参照しながら，部署の課題を解決するために役立ちそうなマネジメント行動を一つ選んでもらいます。すべてを満たす必要はありませんが，自身のマネジメントの強みを活かせるか，自身のマネジメントの課題への対応はどうか，なども頭に置きながら選んでもらいます。

一つ選んだら，そのマネジメント行動について，具体的な計画を立ててもらいます。「何を」「いつ」「誰に」「どこで」「どのように」行うか，書き出してもらいます。

[スライド㊶]

ワークシートの例を見てもらいながら，計画の立て方を具体的に理解してもらいます。なお，ワークシートは，配布資料Ｅとして掲載しています。

Ⓑ マネジメント計画をグループ内で宣言する（スライド㊷）

[スライド㊷]

参加者がそれぞれ立てたマネジメント行動の計画について1人1分の時間を使って，グループ内で宣言してもらいます。その際には，「部署の○○の課題に対して，××をねらいとして，いつ，どこで，誰に，どのような行動をとるか」具体的に宣言してもらいます。

宣言をすることで，実行へのモチベーションが高まりますし，お互いの計画の良い部分を取り入れ合うことができます。

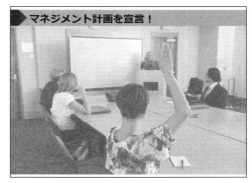

スライド㊷

6）まとめ

まとめでは，研修の内容をダイジェストで振り返り，行動計画の実行を促します。

Ⓐ まとめ（スライド㊸〜㊽）

[スライド㊹]

健康いきいき職場づくりのモデルについて振り返ります。

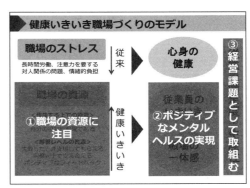

スライド㊹

[スライド㊺]

　企業がメンタルヘルス対策を行う意義について振り返ります。

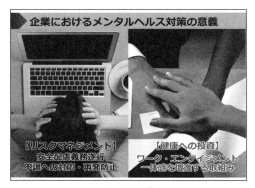

スライド㊺

[スライド㊻]

　管理監督者の役割について，二側面があったことを振り返ります。

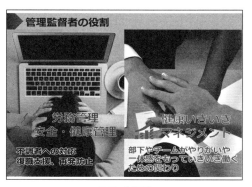

スライド㊻

[スライド㊼]

　職場の資源を充実させるには上司のコンピテンシーが鍵となること，研修ではコンピテンシーに着目して，従業員の心身の健康，従業員のいきいき，職場の一体感を向上していくことを，ねらいとしていたことを伝えます。

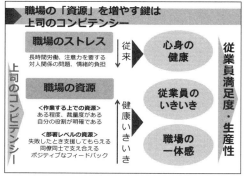

スライド㊼

[スライド㊽]

　後半のワークショップを振り返り，最後に宣言したマネジメント行動計画を実行に移すよう，促します。どんな行動も試してみないと役に立つか立たないかわからないこと，試してみてうまくいかなかったとしても，その経験がより効果的なマネジメントのヒントになることを伝え，動機づけをします。

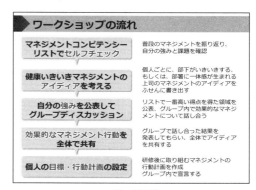

スライド㊽

Ⓑ 質疑応答・アンケートなど（スライド㊾）

[スライド㊾]

　研修内容についての質疑を受けます。もし，研修の効果評価のためのアンケートなどを行う場合には，この時間に記入してもらいましょう。アンケートでは，研修全体の満足度，難易度，研修の内容をどれくらい活用できそうか，研修内容のなかで役立つと思った部分はどこか，などを聞くとよいでしょう。最後に，研修の感想や，研修への意見・提案，次回の研修への希望などを記入する，自由記述欄を設けます。研修実施後のアンケートの一例を，次頁の図5に示します。

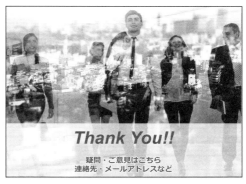

スライド㊾

6 フォローアップについて

　研修実施後には，可能であれば，フォローアップの機会を設けるとよいでしょう。研修の最後にはマネジメント行動計画を立てるワークがありますので，振り返る機会を設けることで，研修内容の現場での活用度が上がります。

　ここでは，フォローアップでの目的，フォローアップを行ううえで大切なことなどを解説し，

<＜管理監督者向けメンタルヘルス研修 アンケート＞>

管理監督者向けメンタルヘルス研修にご参加いただき、誠にありがとうございました。
来年度の研修に反映いたしますので、アンケートへのご協力をお願いいたします。

（1）研修はいかがでしたか。
　　①満足　　②やや満足　　③どちらでもない　　④やや不満　　⑤不満

（2）研修の難易度はいかがでしたか。
　　①やさしい　　②ちょうどよい　　③難しい

（3）研修の内容は、あなたの学びたいことや期待と一致していましたか。
　　①一致　　②どちらでもない　　③一致していない

（4）研修の内容を、普段のマネジメントに活かせそうですか。
　　①活かせる　　②どちらでもない　　③活かせない

本日の研修に関するご意見や感想、ご提案などがあれば、ご記入ください。
興味のある内容についても、教えてください。

ご協力ありがとうございました。

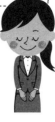

図5　研修実施後のアンケート

集合教育研修形式，個別面談形式，メール形式と三種類のフォローアップの進め方を紹介します。

1）フォローアップの目的

　フォローアップを行う目的は，研修時に立てたマネジメント行動計画の振り返りを行い，参加者が，部下のやりがいや達成感を高める，あるいは職場の活性化や一体感（チームワーク）を高めるための効果的なマネジメントについて，自ら計画を立て（Plan），実行に移し（Do），振り返り（Check），改善する（Action）という，PDCA のプロセスを回すことができるようになるスキルを身につけることです。

2）フォローアップを行う時期

　フォローアップを行う時期は，研修を実施してから 1～2 カ月後までの間がよいでしょう。マネジメント行動計画を立てているので，その計画を実行に移すまでの期間として，1 カ月ほどは時間を空けます。一方で，研修から時間が経ちすぎてしまうと，研修内容や立てた行動計画を忘れてしまいますので，2 カ月後頃までに行うのがよいでしょう。
　研修を実施してからフォローアップの時期を決めるのではなく，研修を実施する前にあらかじめ決めておき，研修の最後に，時期とフォローアップの方法についてアナウンスしておきましょう。

3）フォローアップで行うこと

　研修時に，一度目の計画を立てること（Plan）を実施しているので，研修からフォローアップまでの間が，実行に移してみること（Do）の期間ということになります。ですのでフォローアップでは，計画の振り返り（Check）と，振り返りを踏まえて計画を改善する（Action）のプロセスを経験してもらいます。
　フォローアップ時には，大きく分けると 3 タイプの参加者がいます。一つ目のタイプは，行動計画を実行に移して効果があったという参加者，二つ目のタイプは，計画を実行に移したが効果はまだ出ていないという参加者，三つ目のタイプは，計画を実行に移すことが難しかったという参加者です。それぞれに合わせて，振り返り（Check）の方法が変わってきます。
　まず，一つ目のタイプの参加者には，どのように計画を実行に移したか，マネジメント行動を試したことで感じられた手ごたえや効果はどんなものだったか，うまくいったポイントは何だったのか，効果をさらに促進するために工夫できそうなことはあるか，などを振り返ってもらうことで，新しい計画立案につなげていきます。

二つ目のタイプの参加者には，どのように計画を実行に移したのか，効果が出る妨げとなっていた障害は何だったのか，その妨げや障害を乗り越えて効果のある計画にするためにはどのような工夫ができそうか，などを振り返ってもらうことで，新しいマネジメント行動計画を立ててもらいます。

　三つ目のタイプの参加者には，行動計画を実行することを邪魔した障害は何だったのか，その障害を乗り越えて実行しやすい計画にするためにはどのような工夫ができそうか，などを振り返ってもらい，新しいマネジメント行動計画を立ててもらいます。

4）フォローアップを行ううえで大切なこと

　フォローアップをする際に大切なことが二つあります。一つは未来志向的な関わりをすること，もう一つは協働的な関係を前提とすることです。それぞれについて，説明します。

Ⓐ 未来志向的な関わりをする

　前項で示したように，フォローアップ時点では三つのタイプの参加者がいます。計画を実行に移して効果を感じられた参加者は，ポジティブな気持ちでフォローアップに参加しますが，実行したのに効果がなかった参加者は不満だったり，実行が難しかった参加者は，そのことを責められるのではという気持ちがあったりなど，ネガティブな感情状態でフォローアップを迎える参加者がいる可能性があります。

　すべてのタイプの参加者が新しい行動計画を立てることに前向きな気持ちになるためには，講師が未来志向的であることが重要になります。研修の目的は，参加者が部下のやりがいや達成感を高める，あるいは職場の活性化や一体感（チームワーク）を高めるための効果的なマネジメントについて，PDCAのサイクルを回すことができるようになることです。ですので，どのタイプであっても，新しいマネジメント行動計画を立てる（Action）のプロセスに役立つ振り返りをすることが重要になってきます。よって，「なぜ効果が出る計画を立てられなかったのか」「実行できなかったのは何が悪かったのか」と原因を追求したり，責めるような過去志向的な関わりではなく，「今回の計画を振り返って，より良い次の計画を立てるために活かす」という未来志向的な関わりを大事にしましょう。

Ⓑ 協働的な関係を前提とする

　計画を振り返って新しい行動計画を立てる，という一連のプロセスに対して，参加者と協働的な関係で臨みます。未来志向的であることとも関係しますが，参加者と講師が，「行動計画を実行しなかった人」「実行したけれど効果がなかった人」と，「計画を実行させる人」「なぜ

効果がなかったか追求する人」のような対立した関係では，振り返りや新しい行動計画に向かいにくくなってしまいます。

　また，講師が助言をしすぎたり，決めつけるような発言も控えましょう。振り返りから気づきを得て新しい計画を立てるのは，あくまでも参加者です。「こうしたほうが良い」「こうするべきだ」「それはやめたほうがいい」と講師が一方的に関わると，参加者の主体性を奪うことになります。マラソンの伴走のような関係が理想です。参加者がランナーで，講師は効果的な振り返り方や，新しい行動計画を立てる工夫のアイディアなど，地図やデータを持った伴走者という関係でPDCAサイクルを回すことに一緒に取り組む，というようなイメージです。

　それに伴って，振り返る際の表現も，「効果が出なかったのは何が悪かったのか」「効果が出ることを妨げていたものは何だったのか」「なぜ実行しなかったのか」という表現ではなく，「実行することを難しくさせたものは何だったのか」といったように，協働的にPDCAサイクルに取り組みやすい構造になるよう工夫します。

5）実際のフォローアップの進め方

　今回は，集合教育研修形式，個別面談形式，メール形式でのフォローアップの三種類を紹介します。それぞれの方法に強みと課題がありますので表8にまとめました。場所や時間，マンパワーなど現実的な条件と照らし合わせて，合う方法を選びましょう。

Ⓐ 集合教育研修形式でのフォローアップ

　最初の研修と同様に，参加者に集まってもらって行います。30分でも実施できますが，せっ

表8　フォローアップ

	強み	課題
集合教育研修形式	・アイディアを出し合うことができる。 ・参加者同士に共通する課題を共有できる。	・個別の職場状況や課題には焦点を当てにくい。 ・参加者が集まる必要がある。 ・会議室など場所が必要。
個別面談形式	・個別の職場状況や課題に合わせた対策や新しい計画が立てられる。 ・管理監督者と面談者の関係性構築に役立つ。	・参加者同士でのアイディアの共有はできない ・面談者のマンパワーが必要 ・時間がかかる
メール形式	・手軽に行える。 ・返信が来た場合には，個別の職場状況や課題に合わせた対策や新しい計画が立てられる。	・強度が低いので，人によってフォローの度合いがまちまちになる（メールを読む人/読まない人，返信する人/しない人など）。 ・参加者同士でのアイディアの共有はできない。

かく集まってもらうなら 45 〜 60 分の時間を使うほうが，振り返りも深まります．ここでは，60 分で行う集合教育研修形式のフォローアップのタイムスケジュール例を紹介します（表9）．最初の研修時と同様に，5 人 × 6 グループなどのグループ形式で参加してもらうとよいでしょう．以下に，どのように進めるか手順を説明します．

a）初回の研修内容の振り返り

まずは，前回の研修内容の振り返りをします．健康いきいき職場づくりの考え方や，メンタルヘルス対策の意義，管理監督者の役割，HSE マネジメントコンピテンシーリストでのセルフチェックと，行動計画を立てたことなどを，前回の研修で使用したスライドを使いながら振り返ります．

b）研修の目的

フォローアップ研修の目的について，部下のやりがいや達成感を高める，あるいは，職場の活性化や一体感（チームワーク）を高めるための効果的なマネジメントについて，自ら計画を立て（Plan），実行に移し（Do），振り返り（Check），改善する（Action）という PDCA のプロセスを回すことができるようになるスキルを身につけてもらうことだと説明し，研修のアジェンダを示します．

表9　フォローアップ（集合）タイムテーブル

番号	項目	時間
1	初回の研修内容の振り返り ・健康いきいき職場づくり ・メンタルヘルス対策の意義と管理監督者の役割 ・マネジメントコンピテンシーリストと行動計画	5 分
2	研修の目的 ・研修目的 ・アジェンダ	5 分
3	計画の振り返り ・次に活かす視点での振り返り ・事例紹介 ・個人ワーク：自分の行動計画を振り返る	30 分
4	新しい行動計画をたてる ・個人ワーク：新しい行動計画を立てる ・グループ内で計画を宣言する	15 分
5	まとめ ・質疑応答 ・アンケート	5 分

c）計画の振り返り

　計画を実行しても効果がなかった場合にも，実行に移すことが難しかった場合にも，「次の計画に活かす」という未来志向の視点で振り返ることで，大事なヒントが得られることを伝えます。①実行できなかった，②実行したけど効果がなかった，③実行して効果もあった，という三つのパターンそれぞれに合わせた振り返りのワークシートを用意して，補助ツールとして活用する方法もあります（配布資料Ⓕ）。それぞれのワークシートに事例を書き込んで紹介すると，その後の個人ワークがスムーズに進みやすくなります（配布資料Ⓖ）。

　個人ワークでは，振り返りのワークシートを活用しながら，各自で自分の計画を振り返ってもらいます。講師は各グループを回って，グループ内で共通する課題があれば，共有してアイディアを出し合うように促すなど働きかけます。全員に共通する課題が見つかった場合などは，講師から全体向けにアナウンスしてもよいでしょう。

d）新しい行動計画を立てる

　個人ワークでの振り返りを踏まえて，新しい行動計画を立てます。行動計画を作成していて困ったときには，グループのメンバーに相談するよう促します。計画を立て終わったら，初回の研修時と同じように，グループ内で新しいマネジメント行動計画の宣言をします。

e）質疑応答・アンケート

　必要に応じて，質疑応答や評価のためのアンケートの時間を取ります。

❸ 個別面談形式でのフォローアップ

　個別面談形式でのフォローアップは，1人あたり15〜30分の枠で行うとよいでしょう。基本的な構成は，集合教育研修形式と同じです。まずは，初回の研修の内容を振り返り，フォローアップの目的を説明します。そのうえで，立てた行動計画の振り返りを行います。15分で行う場合には，集合教育研修形式でのフォローアップで紹介したワークシートを，事前に埋めてきてもらうとよいでしょう。面談の場合は，個別の状況や課題を詳しく聞けるので，つい助言しすぎたり，「それはうまくいかない」など決めつけてしまいたくなる場面があるかもしれませんが，協働的な関係を忘れずに，参加者に主導権を握ってもらいましょう。ワークシートに基づいた質問を投げかけていくことで，参加者の気づきを促し，より参加者の職場の状況や課題に合った計画を一緒に立てていくことを心がけましょう。

　せっかく管理監督者と個別に話ができる機会ですので，部下の健康管理について，気がかりなことや困っていること，疑問に思っていることがないかを確認する，相談窓口の情報を伝える，ストレスチェックや職場環境改善活動など，他のメンタルヘルスに関する制度の案内をす

るなど，情報提供や関係性構築の場としても活用できるとよいでしょう。

● メール形式でのフォローアップ

　メール形式でのフォローアップは，メール本文にフォローアップの目的を記載し，ワークシートを添付ファイルで送ります。メールの文例は図6に示しましたが，メールでの一方的な案内になるため，各自で振り返りができるように，記入見本も併せて送ると良いでしょう。

　参加者には，三つのパターンのうち，自分にあてはまるワークシートを使って振り返りをしてもらい，新しい行動計画を立てて報告してもらいます。振り返りをするうえで困ることが出てきた場合にはメールで相談するように促し，個別に対応します。振り返りや新しい行動計画についての報告がきた場合には，内容について具体的にポジティブなフィードバックを返すようにしましょう。

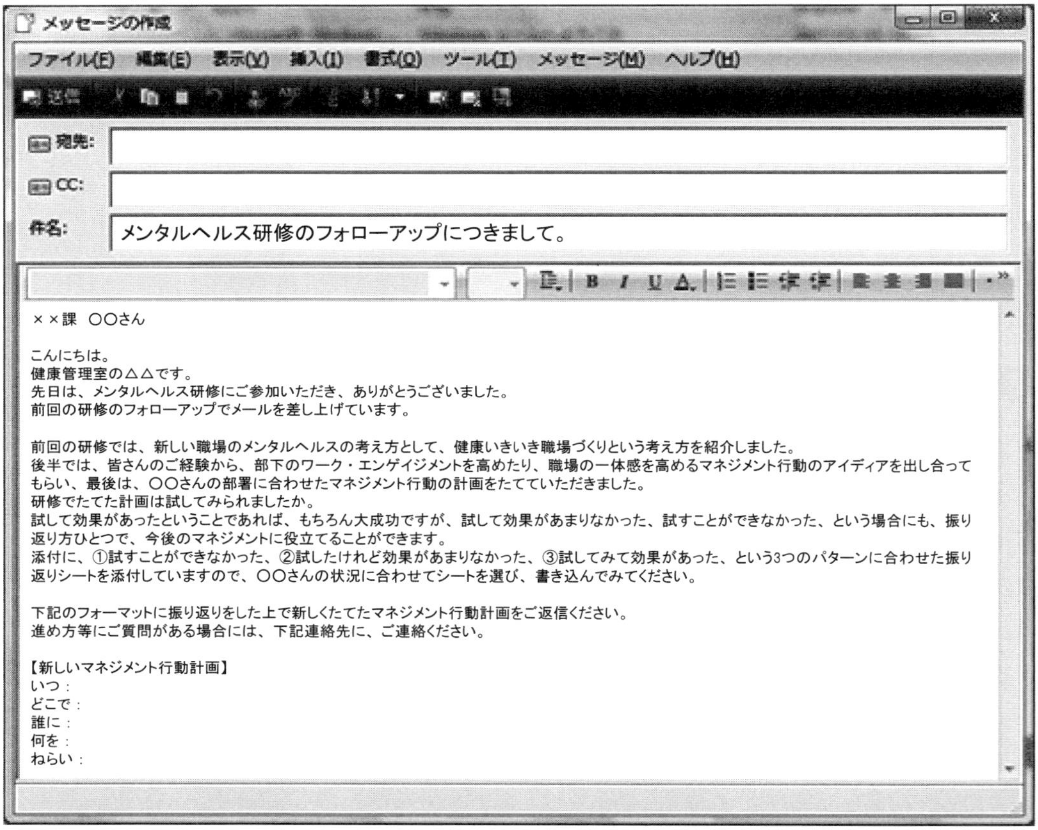

図6　フォローアップメールの文例

Ⅳ 配布資料

Ⓐ研修用スライド資料
Ⓑストレスを予防するHSEマネジメントコンピテンシー(管理職としての行動や能力)リスト
〈HSEマネジメントコンピテンシーリスト〉
Ⓒ「強み」シール一覧
Ⓓグループワーク用シート
Ⓔ個人計画ワークシート
Ⓕ振り返りシート
Ⓖ振り返りシート(事例)

CDについて

- このCDには,「配布資料」の全データが入っています。
- フォルダー内のファイル名は,上記Ⓐ〜Ⓖの一覧に合わせてあります。
- 「PDF」フォルダーにはpdf形式ですべての資料が(PowerPointのスライドも)入っています。
- 「PPT」フォルダーには,それぞれ,Microsoft PowerPointの二つのバージョン(拡張子が「ppt」と「pptx」)に対応したファイルが保存されています。お使いのPCの動作環境に合わせてご使用ください。なお,「Ⓑ HSEマネジメントコンピテンシーリスト」はPDFのみのご提供となります。
- ご使用されるPCのCD-ROMドライブとの相性により,ディスクが再生できない場合があります。弊社では動作保証の責任は負いかねますので,ご了承ください。再生不良等の不都合が生じたときは,ご使用になるプレーヤーの取扱説明書をご覧ください。

Ⓐ研修用スライド資料

① 管理監督者のための いきいきマネジメントガイド
 <所属、部署名>
 <役職名・資格>

② アジェンダ
1. 企業におけるメンタルヘルス対策の意義
2. 上司（管理監督者）の役割とは
3. いきいきマネジメントワークショップ
4. マネジメント行動の計画をたてる
5. まとめ

③ 1 メンタルヘルス対策の意義

④ 企業におけるメンタルヘルス対策の体制
- ラインによるケア
- セルフケア
- 組織内の産業保健スタッフ等によるケア
- 事業場外資源によるケア（外部専門機関等）

事業場における労働者の心の健康づくりのための指針（旧労働省、2000；改訂 厚生労働省 2006）より

⑤ 企業におけるメンタルヘルス対策の意義
どんな意義があるのでしょう？

⑥ 安全配慮義務に基づいた対応

安全配慮義務（労働契約法 第5条）
「使用者は、労働契約に伴い、労働者がその生命、身体等の安全を確保しつつ労働することができるよう、必要な配慮をするものとする」

- 使用者に代わって、部下に業務上の指示を行う「管理監督者（上司）」も、安全配慮義務を履行する。
- 部下の健康状態悪化を予見可能である場合（危険予知義務）、健康状態悪化への適切な防止措置をとらなければならない（結果回避義務）。
- 対処の方法が適切でなければ、管理監督者も責任を問われる場合がある。
- 民事上の損害賠償請求につながることもある。

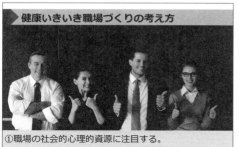

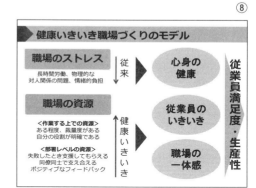

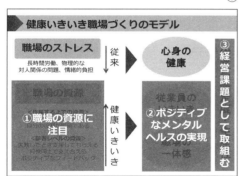

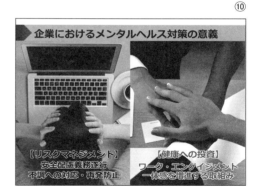

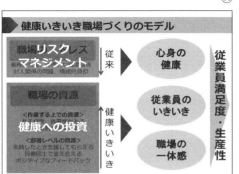

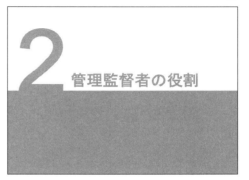

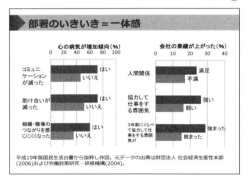

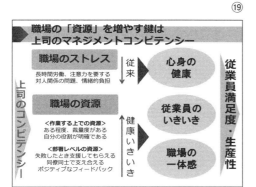
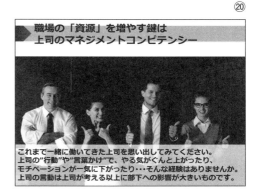

㉕ マネジメントコンピテンシーリストの4領域

1. 部下への配慮と責任
   A 誠実さ
   B 感情のコントロール
   C 配慮ができる
2. 現在と将来の仕事を適切に管理する
   A 先の見通しをたてて仕事をする
   B 問題解決にあたる
   C メンバーの意識を高める／権限を与える
3. チームメンバーへの積極的な関わり
   A 身近な存在である
   B 社交的である
   C 共感をもって接する
4. 困難な状況における合理的な考えと対処
   A 対人関係への対応
   B 組織がもつ資源の利用
   C 責任をもって問題解決にあたる

㉖ マネジメントコンピテンシーの4領域と部下の健康やWE、一体感との関係

マネジメントコンピテンシー	心理的ストレス反応	ワークエンゲイジメント	職場の一体感	職務の遂行	創造性の発揮	積極的な学習
①部下への配慮と責任	↓	↑	↑	↑	↑	↑
②現在と将来の仕事の管理/伝達	↓	↑	↑	↑	↑	↑
③チームメンバーへの対応	↓	↑	↑	↑	↑	↑
④困難な状況での合理的対処		↑	↑	↑	↑	↑

㉗ 自分のマネジメントを振り返ってみましょう

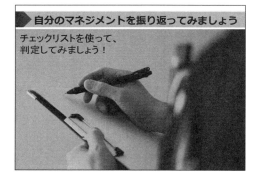

チェックリストを使って、判定してみましょう！

㉘ 自分のマネジメントを振り返ってみましょう

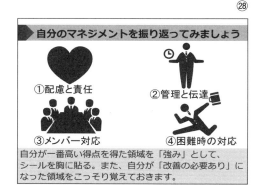

①配慮と責任　②管理と伝達　③メンバー対応　④困難時の対応

自分が一番高い得点を得た領域を「強み」として、シールを胸に貼る。また、自分が「改善の必要あり」になった領域をこっそり覚えておきます。

㉙ ワークショップの流れ

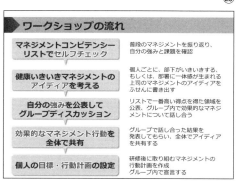

マネジメントコンピテンシーリストでセルフチェック — 普段のマネジメントを振り返り、自分の強みと課題を確認

健康いきいきマネジメントのアイディアを考える — 個人ごとに、部下がいきいきする、もしくは、部署に一体感が生まれる上司のマネジメントのアイディアをふせんに書き出す

自分の強みを公表してグループディスカッション — リストで一番高い得点を得た領域を公表し、グループ内で効果的なマネジメントについて話し合う

効果的なマネジメント行動を全体で共有 — グループで話し合った結果を発表してもらい、全体でアイディアを共有する

個人の目標・行動計画の設定 — 研修後に取り組むマネジメントの行動計画を作成グループ内で宣言する

㉚ まずはアイディアを出し合いましょう

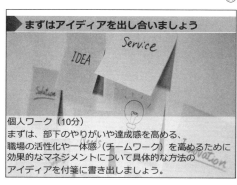

個人ワーク（10分）
まずは、部下のやりがいや達成感を高める、職場の活性化や一体感（チームワーク）を高めるために効果的なマネジメントについて具体的な方法のアイディアを付箋に書き出しましょう。

㉛

ワークショップの流れ

- マネジメントコンピテンシーリストでセルフチェック — 普段のマネジメントを振り返り、自分の強みと課題を確認
- 健康いきいきマネジメントのアイディアを考える — 個人ごとに、部下がいきいきする、もしくは、部署に一体感が生まれる上司のマネジメントのアイディアをふせんに書き出す
- 自分の強みを公表してグループディスカッション — リストで一番高い得点を得た領域を公表、グループ内で効果的なマネジメントについて話し合う
- 効果的なマネジメント行動を全体で共有 — グループで話し合った結果を発表してもらい、全体でアイディアを共有する
- 個人の目標・行動計画の設定 — 研修後に取り組むマネジメントの行動計画を作成 グループ内で宣言する

㉜

まずはアイディアを出し合いましょう

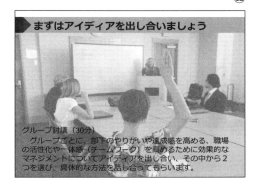

グループ討議（30分）
　グループごとに、部下のやりがいや達成感を高める、職場の活性化や一体感（チームワーク）を高めるために効果的なマネジメントについてアイディアを出し合い、その中から2つを選び、具体的な方法を話し合ってもらいます。

㉝

まずはアイディアを出し合いましょう

	効果的なマネジメント	具体的なやり方
1	例）（やりがい・一体感）ありがとうカードを作成	例）仕事をサポートしてくれた、部署のためになることをしてくれた、など良い行動があったときには、ありがとうカードに書き込み、部署のミーティングの時に発表して渡す
2		
3		

㉞

ワークショップの流れ

- マネジメントコンピテンシーリストでセルフチェック — 普段のマネジメントを振り返り、自分の強みと課題を確認
- 健康いきいきマネジメントのアイディアを考える — 個人ごとに、部下がいきいきする、もしくは、部署に一体感が生まれる上司のマネジメントのアイディアをふせんに書き出す
- 自分の強みを公表してグループディスカッション — リストで一番高い得点を得た領域を公表、グループ内で効果的なマネジメントについて話し合う
- 効果的なマネジメント行動を全体で共有 — グループで話し合った結果を発表してもらい、全体でアイディアを共有する
- 個人の目標・行動計画の設定 — 研修後に取り組むマネジメントの行動計画を作成 グループ内で宣言する

㉟

全体でアイディアを共有しましょう

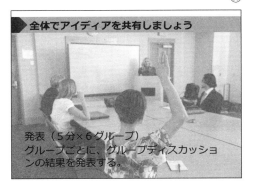

発表（5分×6グループ）
　グループごとに、グループディスカッションの結果を発表する。

㊱

全体でアイディアを共有しましょう

	効果的なマネジメント	具体的なやり方
1		
2		
3		

㊲

ワークショップの流れ

マネジメントコンピテンシーリストでセルフチェック	普段のマネジメントを振り返り、自分の強みと課題を確認
健康いきいきマネジメントのアイディアを考える	個人ごとに、部下がいきいきする、もしくは、部署に一体感が生まれる上司のマネジメントのアイディアをふせんに書き出す
自分の強みを公表してグループディスカッション	リストで一番高い得点を得た領域を公表、グループ内で効果的なマネジメントについて話し合う
効果的なマネジメント行動を全体で共有	グループで話し合った結果を発表してもらい、全体でアイディアを共有する
個人の目標・行動計画の設定	研修後に取り組むマネジメントの行動計画を作成 グループ内で宣言する

㊳

4 マネジメント計画をたてる

㊴

ワーク：これからのマネジメント計画

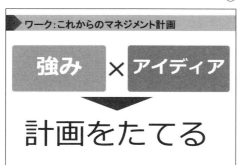

強み × アイディア
→ 計画をたてる

㊵

ワーク：これからのマネジメント計画

- これから1カ月の間取り組むマネジメント行動を、職場の課題に合わせてひとつ選び、計画をたてます。
- はじめに、今の部下や部署とのやりとりの中で課題だと思うことを書き出してください。
- 次に、その課題を解決するために役立ちそうなマネジメント行動をひとつ選んでください。
- 選んだマネジメント行動について、どのように取り組むか、具体的な計画を書いてください。
- 何を、いつ、誰に、どこで、どのように、を含めて具体的に書いてみましょう。
- その計画のねらいがどこにあるのかも記載します。
- 全員に向けて、計画を宣言します。

㊶

ワーク：これからのマネジメント計画

課題：例）部下の気力が低下しており締切りが守られない。

リストから	強み：部下への配慮と責任 課題：現在と将来の仕事の管理

選んだマネジメント	具体的なやり方	ねらい
1 例）メンバーを動機づける指示出し	部下に指示を出すとき、部下がやりがいを感じられるように、その仕事の目的・意義もあわせて伝える。	部下のモチベーションが上がる 部下がやりがいを感じられる
2		

㊷

マネジメント計画を宣言！

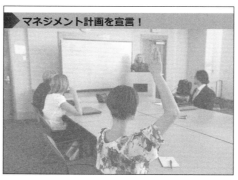

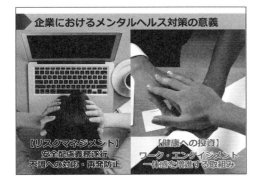

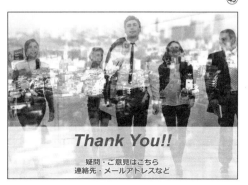

Ⓑ HSE マネジメントコンピテンシーリスト

部署コード（　　　　　　　　　　　）　　従業員番号（　　　　　　　　　　　）

ストレスを予防する HSE マネジメントコンピテンシー（管理職としての行動や能力）リスト

　次からの項目では，管理職が部下のストレスを予防したり減らしたりする上で重要と思われる 4 つのグループ（領域）の行動が，順番にあげられています。質問の中で「チームメンバー」とされているのは，あなたが管理していたり，直接報告をもらう職場の従業員のことを意味します。管理職としての行動を振り返ってみて，それぞれが，あなたにどのくらい当てはまるか○をつけてください。

領域 1　部下への配慮と責任：自分の感情をコントロールし，誠実に対応する					
あなたの行動や能力	全くあてはまらない	あてはまらない	少しあてはまる	あてはまる	非常にあてはまる
A　誠実さ					
1.　部下のロールモデルになっている。					
2.　チームの仲間を大切にする。					
3.　部下に誠実に対応している。					
4.　自分はやると言ったことは実行する。					
5.　チームの仲間の陰口は決して言わない。					
B　感情のコントロール					
6.　プレッシャーを感じる状況でも落ち着いて行動する。					
7.　一貫したやり方で職場の管理・運営を行っている。					
8.　自分の気分が，どんな時どう変わるか自覚している。					
9.　チームに対して自分のストレスをぶつけない。					
10.　締め切りが近づいても落ち着いて対応する。					
11.　自分のチームからの改善提案を歓迎する。					
C　配慮ができる					
12.　チームごとに作業量を自分たちで計画させる。					
13.　締め切りを決める時は，現実的に達成できる締め切りにする。					
14.　ネガティブなフィードバックより，ポジティブなフィードバックを多く与える。					
15.　他人任せにせず，率先して問題に対処している。					
16.　チームが自分たちのやり方で作業できるようにしている。					
17.　チームが仕事と家庭のバランスをとれるよう配慮している。					
○のついた回答選択肢の数を記入します。					
それぞれの数に右の数字をかけます。	×1	×2	×3	×4	×5
合計点を求めます（最高点 85 点）。					

領域2　現在と将来の仕事を管理し伝達する					
あなたの行動や能力	全くあてはまらない	あてはまらない	少しあてはまる	あてはまる	非常にあてはまる
A　先の見通しをたてて仕事を管理する					
1.　仕事の目的をチームに明確に伝える。					
2.　行動計画をたてる。					
3.　チームの作業量を常に把握している。					
4.　チームに仕事の進め方を見直すよう勧める。					
5.　必要に応じてチームが追加の仕事を引き受けないで済むように対応する。					
6.　先を見通して仕事をする。					
7.　プロジェクトや作業が完了するまで見とどける。					
8.　仕事をさらに改善できるか，工程を見直す。					
9.　これから発生する作業量をみて仕事の優先順位を決める。					
B　問題解決					
10.　合理的に問題に対処するようにしている。					
11.　チームを代表して問題をフォローする。					
12.　問題が起きたらすぐに対応する。					
13.　何かを決める際には，はっきり決断する。					
C　メンバー意識を高める/権限を与える					
14.　従業員に適正なレベルの責任を与える。					
15.　いつチームに相談し，いつ決定を下すか，正しく判断している。					
16.　組織で起こっていることを常にチームに知らせる。					
17.　チームにとって信頼できる相談相手になる。					
18.　部下に平等に仕事を割り当てる。					
19.　チームのメンバーが役割に応じて成長できるよう助ける。					
20.　チーム全体が参加するよう促す。					
21.　チームで定期的にミーティングを持つ。					
22.　チームのメンバーに適正なレベルの指示を与える。					
◯のついた回答選択肢の数を記入します。					
それぞれの数に右の数字をかけます。	×1	×2	×3	×4	×5
合計点を求めます（最高点110点）。					

領域3 チームメンバーに対応する					
あなたの行動や能力	全くあてはまらない	あてはまらない	少しあてはまる	あてはまる	非常にあてはまる
A　身近な存在である					
1.　電子メールを使うよりも，チームと顔を合わせて話すほうを選ぶ。					
2.　チームのメンバーと一対一で話す機会を定期的に設ける。					
3.　チームからの電話や電子メールにはすぐに返答する。					
4.　必要な時はいつでも，部下が自分に話しかけることができる。					
B　社交的である					
5.　チームにお菓子などの差し入れをする。					
6.　チームとよい人間関係を保つ。					
7.　職場においても笑顔でいる。					
C　共感を持って接する					
8.　話し合いの場で，部下が意見を出すよう促す。					
9.　チームのメンバーが助けを求めてきたら耳を傾ける。					
10.　どうすればチームのメンバーが仕事に意欲を持てるか考える努力をしている。					
11.　物事をチームメンバーの視点からも見る。					
12.　仕事以外のチームメンバーの生活にも関心を持つ。					
13.　チームメンバーに「調子はどう？」と普段から声をかける。					
14.　どのチームメンバーも同じように大切にしている。					
15.　推測で判断せず，全員が問題ないか確認している。					
○のついた回答選択肢の数を記入します。					
それぞれの数に右の数字をかけます。	×1	×2	×3	×4	×5
合計点を求めます（最高点75点）。					

最後の行動や能力は，いじめや従業員同士の対立など，チームが困難な状況に陥った場合のマネジメントについてです。もし，こうした困難な状況をこれまでに経験したことがなければ，こうしたことが生じた時にどうするかイメージして記入してみてください。

領域4　困難な状況において合理的に考え，対処する	全くあてはまらない	あてはまらない	少しあてはまる	あてはまる	非常にあてはまる
あなたの行動や能力					
A　対人関係への対応					
1.　対立がおきた時は仲介役となる。					
2.　チーム内の小さな口論が大きな争いになる前に対処する。					
3.　従業員同士の対立に客観的に対応する。					
4.　対立には正面から向き合って対応する。					
5.　事なかれ主義にならず，問題の解決を試みる。					
B　組織が持つ資源の利用					
6.　必要な場合は他の管理職に助言を求める。					
7.　問題に対応する助けとして，人事部門を利用する。					
8.　必要な場合には，産業保健スタッフに協力を求める。					
C　責任を持って問題解決にあたる					
9.　チーム内での対立が決着した後もフォローする。					
10.　いじめや嫌がらせが起きている間はずっと従業員をサポートする。					
11.　物事がうまくゆかない場合の最終責任は自分がとることを明確にする。					
12.　いじめ・嫌がらせの問題に対応する。					
○のついた回答選択肢の数を記入します。					
それぞれの数に右の数字をかけます。	×1	×2	×3	×4	×5
合計点を求めます（最高点60点）。					

あなたのマネジメント行動・能力の判定

　これで，4つの行動領域（困難な状況のマネジメント能力に回答しなかった場合には3つの領域）それぞれについて標準化得点を計算できました。これらの行動領域は仕事のストレスを予防したり減らしたりするために重要であることがわかっています。これらの得点がどういう意味があるのか，以下に基準を示します。それぞれの領域について得点を参照し，3段階の判定結果のどれにあたるかを判定してください。

行動，能力	判定結果		
	改善の必要あり （50％未満）	及第点 （50〜74％）	優れている （75％以上）
領域1　部下への配慮と責任：自分の感情をコントロールし，誠実に対応する	〜59点	60〜65点	66点以上
A　誠実さ	〜17点	18〜19点	20点以上
B　感情のコントロール	〜20点	21〜23点	24点以上
C　配慮ができる	〜20点	21〜23点	24点以上
領域2　現在と将来の仕事を管理し伝達する	〜76点	77〜85点	86点以上
A　先の見通しをたてて仕事を管理する	〜31点	32〜34点	35点以上
B　問題解決	〜14点	15点	16点以上
C　メンバー意識を高める／権限を与える	〜30点	31〜34点	35点以上
領域3　チームメンバーに対応する	〜49点	50〜56点	57点以上
A　身近な存在である	〜13点	14〜15点	16点以上
B　社交的である	〜9点	10点	11点以上
C　共感を持って接する	〜25点	26〜30点	31点以上
領域4　困難な状況において合理的に考え，対処する※	〜40点	41〜46点	47点以上
A　対人関係への対応	〜17点	18〜19点	20点以上
B　組織が持つ資源の利用	〜8点	9〜11点	12点以上
C　責任を持って問題解決にあたる	〜14点	15点	16点以上

※困難な状況に遭遇したことがなく，回答されなかった場合には評価しないで結構です。

判定結果の読み方

　主要な領域（1〜4）およびその下位の領域（A〜C）のそれぞれについて，あなたの得点に応じて「改善の必要あり」，「及第点」，「優れている」の3段階で判定します。それぞれの判定についての説明は以下をご覧ください。

●改善の必要があります（50％未満）：この判定になった領域については，チームのストレスを予防したり，減らすためのあなたの行動が，一般の管理職のより少ないことを示しています。この領域の行動を改善するとあなたの職場運営にとって役立つと思われます。質問票のその部分を見返して，あなたが今後増やしたいと思う行動について考えてください。それにより，チームのストレスをより効果的に予防したり，減らすことができるようになります。

○及第点です（50％以上74％以下）：この判定になった領域については，チームメンバーのストレスを予防したり減らしたりするために必要な行動が，一般的な管理職の平均よりも上にあることを示しています。こうした行動について日頃から意識されているのではと思います。しかし，さらに効果的にチームのストレスを予防したり減らすために，この領域であなたが追加したいと思う行動があるかどうか，もう一度質問票を見返してみるとよいでしょう。

◎優れています（75％以上）。あなたのチームのストレスを予防したり減らしたりするために効果的な行動は一般的な管理職の上位25％以内に入っています。こうした行動をよく実践しておいでであることを示しています。

Ⓒ 2013 東京大学大学院医学系研究科精神保健学分野

　「ストレスを予防するマネジメントコンピテンシー（管理職としての行動や能力）調査票」（2013）は，東京大学大学院医学系研究科精神保健学分野の研究成果です。この調査票は，英国職業安全庁（HSE）の Line Manager Competency Indicator Tool（2009）調査票 http://www.hse.gov.uk/stress/mcit.htm を，了承を得て日本語に翻訳したものです。結果の判定方法は国内の管理監督者500名へのインターネット調査の結果をもとに日本独自で作成しました。

　ご自由に使用していただいて結構です。書籍などへの転載の場合には「Ⓒ 2013 東京大学大学院医学系研究科精神保健学分野」を必ず記載してください。

Ⓒ 「強み」シール一覧

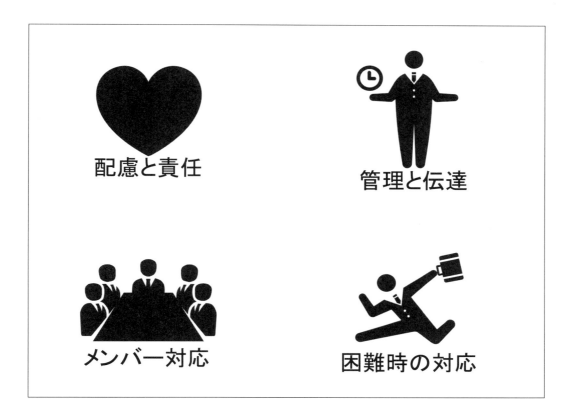

Ⓓグループワーク用シート

	効果的なマネジメント	具体的なやり方
1		
2		
3		

Ⓔ個人計画ワークシート

これからのマネジメント計画

部署の課題

リストから 強み：
課題：

	選んだ マネジメント	具体的なやり方 （5W1Hで）	ねらい
1			
2			

Ⓕ振り返りシート

振り返りシート－①実行できなかった

Q1 どのような行動計画をたてていましたか？

Q2 行動計画を実行することを邪魔した障害は何でしたか？

Q3 その障害を乗り越えるために、どんな工夫ができそうですか？

振り返りシート－②実行したのに効果がなかった

Q1 どのような行動計画をたてていましたか？

Q2 どのように実行したか、具体的に教えてください。

Q3 効果が出なかったのは、どんな障害があったからでしょうか？

Q4 障害を乗り越えて、効果の出る計画をたてるために、どんな工夫ができそうでしょうか？

振り返りシート－③実行して効果もあった

Q1 どのような行動計画をたてていましたか？

Q2 どのように実行したか、具体的に教えてください。

Q3 実行してみて感じた手ごたえ・効果を教えてください。

Q4 うまくいったポイントは何でしょうか？
効果を促進するためにできそうな工夫はありますか？

Ⓖ振り返りシート（事例）

振り返りシート－①実行できなかった

Q1　どのような行動計画をたてていましたか？
ほめごろし大作戦。部下が報告にきたときに、良いところを見つけて褒める。

Q2　行動計画を実行することを邪魔した障害は何でしたか？
部下が報告にきた回数が少なかった。
自分も忙しく、不在が多かった。

Q3　その障害を乗り越えるために、どんな工夫ができそうですか？
手書きの書き置きで良かったところをフィードバックする。
ミーティングの場で、ほめる（ただし公平さに気をつける！）

振り返りシート－②実行したのに効果がなかった

Q1　どのような行動計画をたてていましたか？
助け合い促進！ミーティング時に、それぞれの業務状況に加えてヘルプが必要か言ってもらうようにした。

Q2　どのように実行したか、具体的に教えてください。
研修後の最初のミーティングで、協力し合えるチームにしたいこと、ヘルプが必要なときには言うように促した。

Q3　効果が出なかったのは、どんな障害があったからでしょうか？
大変そうなメンバーもいたが、ミーティングでは言いにくいのか、ヘルプが必要だと言い出すメンバーがいなかった。

Q4　障害を乗り越えて、効果の出る計画をたてるために、どんな工夫ができそうでしょうか？
好事例をつくれば、みんなも言うようになるかもしれない。
ミーティングで「大変そうだが？」と声をかけ、まずは自分がヘルプに入って、モデルを見せる。

振り返りシート－③実行して効果もあった

Q1 どのような行動計画をたてていましたか？
スマイリー大作戦、とにかく笑顔を意識する！

Q2 どのように実行したか、具体的に教えてください。
朝のあいさつのとき、部下が報告に来たとき、部下が帰るときの3つのタイミングは必ず笑顔で声をかけるようにした。

Q3 実行してみて感じた手ごたえ・効果を教えてください。
部下がこまめに報告に来るようになって、職場の状況がよく分かるようになった。

Q4 うまくいったポイントは何でしょうか？
効果を促進するためにできそうな工夫はありますか？
タイミングを具体的に決めて計画したことで実行しやすかった。朝や帰りに、あいさつ以外の話題もふることでコミュニケーションを促進する。

あとがき

　2014年にこの研修プログラムを開発してから，のべ50回，1,500人ほどの管理監督者（以下，管理職）に研修を実施してきました。その経験から，このプログラムの特徴を3点，紹介したいと思います。

　一点目として，参加した管理職から多く聞かれたのは，「同じようにマネジメントに悩んでいることを，他の管理職と共有できたことが良かった」という感想でした。たとえば，管理系の部署の管理職同士であれば，「成果が見えづらく，部下の動機づけに苦労している」という課題が共有されたり，営業系の部署であれば，「直接顔を合わせる機会の少ない部下のマネジメント」という課題が共有されたりしていました。これは，必ずしも同じような部門の管理職をグルーピングせずとも得られた感想であり，「マネジメントに悩んでいる」こと自体を吐露したり共有する場があることがあることも，管理職にとって益があったようでした。また，研修後には，研修で同じグループになった管理職同士や，近くの部署の管理職同士でマネジメントについて相談することができるようになり，管理職自身の資源（リソース）も増えたとの報告もありました。

　二点目としては，「自身のマネジメントを振り返り，強みと課題を整理できたことが良かった」という感想が多く得られたことが挙げられます。管理職はふだんから，部下と接しながらさまざまな工夫を行っていますが，それにラベルがついたり，カテゴリごとに分類されたり，整理する機会はなかなかないものです。研修のなかで，ふだん自身が行っている工夫を整理することができたこと，自身の強みを意識することができたことにより，良い振り返りの機会となっていました。苦手なマネジメントについても，同様の整理が進んでいました。また，他部署の上司とディスカッションすることで，自部署の特徴を把握し，その特徴に合ったマネジメントについて目標設定ができるようになっており，より高い効果を上げていたようです。

　三点目の特徴は，この研修の実施依頼が，健康管理部門からの依頼だけでなく，人事部門や人材育成部門からの依頼もあったことでした。これは，「Ⅱ　新しい視点編」のなかでも述べたことですが，この研修が健康管理に限定されない，幅広いマネジメントスキルを扱っているためだと考えられます。人事部門や人材育成部門からの依頼であったとしても，健康管理部門も企画や運営に巻き込んでいくことで連携体制が構築されていくことや，逆に健康管理部門からの依頼であった場合も，研修について人事部門や人材育成部門に研

修の企画を伝えることで，人事・人材育成部門に周知に協力してもらえたといった場合もありました。

　組織のなかでの管理職の役割を考えると，これらの部門が連携して管理職にとって必要なマネジメントスキルを検討し，研修の計画を組み立てていくことで，研修内容の重複が省かれ，それぞれの管理職にとっても，組織にとっても，各部門にとっても，効率的な教育を進めることができます。さらに，二次予防や三次予防のメンタルヘルス対策にとっても，健康管理部門と人事部門との連携体制が構築されていることは有用です。

　この研修プログラムを初めて試行したのが，2014年7月。マネジメントコンピテンシーリストだけを公開する方法もありましたが，それでは管理職の評価ツールとして使われてしまうのではないかという懸念から，活用方法も併せて公開することを選択しました。試行から3年半ほどかかりましたが，効果検証や学会発表を経て，こうしてようやく世に送り出せることを嬉しく思っています。ここで紹介した特徴も踏まえながら活用いただけることを願っております。

　最後に，職場のメンタルヘルスについて学びを与えてくれた先生方，先輩方，同僚のみんなに心から感謝を伝えたいと思います。特に，研修プログラムに意見をくださった，「東京大学職場のメンタルヘルス専門家養成コース」（TOMH）研究会のメンバーに御礼を申し上げます。

　また，脱稿までさまざまなトラブルがありながらも待っていてくださった，誠信書房編集部の中澤美穂様に深く御礼申し上げます。

　　2018年1月

関屋　裕希

著者紹介

関屋裕希（せきや　ゆき）
- 2012年　筑波大学大学院人間総合科学研究科ヒューマンケア科学専攻博士課程修了
- 現　在　東京大学大学院医学系研究科精神保健学分野客員研究員
- 公式ホームページ：http://sekiyayuki.mystrikingly.com/
- 主著書　『感情の問題地図』技術評論社 2018 年，『エモーション・フォーカスト・セラピー入門』（分担訳）金剛出版 2013 年，『職場のストレスマネジメント――セルフケア教育の企画・実施マニュアル（CD 付き）』（分担執筆）誠信書房 2014 年，『産業保健スタッフのためのセルフケア支援マニュアル――ストレスチェックと連動した相談の進め方』（分担執筆）誠信書房 2016 年

川上憲人（かわかみ　のりと）
- 1985年　東京大学大学院医学系研究科博士課程社会医学専攻単位取得退学
- 現　在　東京大学大学院医学系研究科公共健康医学専攻精神保健学分野教授
- 主著書　『基礎からはじめる職場のメンタルヘルス――事例で学ぶ考え方と実践ポイント』大修館書店 2017 年，『ポジティブメンタルヘルス――いきいき職場づくりへのアプローチ』（共著）2015 年，『健康いきいき職場づくり――現場発組織変革のすすめ』（共著）生産性出版 2014 年

堤　明純（つつみ　あきずみ）
- 1987年　自治医科大学医学部卒業
- 現　在　北里大学医学部公衆衛生学単位教授
- 主著書　『職場におけるメンタルヘルススペシャリスト BOOK』（共監修）培風館 2007 年，『これならできる！看護師のメンタルヘルス対策ハンドブック』慧文社 2016 年

職場のラインケア研修マニュアル（CD付き）
──管理職によるメンタルヘルス対策

2018年3月30日　第1刷発行
2021年1月25日　第2刷発行

著　者	関屋　裕希
	川上　憲人
	堤　明純
発行者	柴田　敏樹
印刷者	塚田　芳樹

発行所　株式会社　誠信書房
〒112-0012　東京都文京区大塚 3-20-6
電話　03（3946）5666
http://www.seishinshobo.co.jp/

ⓒ Yuki Sekiya, Norito Kawakami, Akizumi Tsutsumi, 2018　　Printed in Japan
印刷・製本／蔦友印刷（株）
＜検印省略＞　落丁・乱丁本はお取り替えいたします
ISBN978-4-414-41635-0　C2011

JCOPY ＜(社)出版者著作権管理機構 委託出版物＞
本書の無断複写は著作権法上での例外を除き禁じられています。
複写される場合は，そのつど事前に，(社)出版者著作権管理機構
（電話 03-5244-5088，FAX 03-5244-5089，e-mail: info@jcopy.or.jp）
の許諾を得てください。

産業保健スタッフのためのセルフケア支援マニュアル

ストレスチェックと連動した相談の進め方

島津明人・種市康太郎 編

ストレスチェックの結果、カウンセリングを希望した従業員から個別相談を受ける場面を想定し、各タイプ別に解説したマニュアル。ストレスチェックの概要、職業性ストレス簡易調査票（厚労省推奨版）に準拠した調査票の読み取り方、相談対応の進め方を解説。さらに相談対象者のセルフケア支援の方法も紹介した決定版。

目次
第1章　ストレスチェック制度の概要
第2章　職業性ストレス簡易調査票（厚労省推奨版）の説明
第3章　ストレスチェック結果の読み取り方と面談・相談対応の進め方
第4章　プロフィールのパターンによるストレスチェック結果の解釈
第5章　対象者のニーズに合わせたセルフケアの支援方法

B5判並製　定価(本体2300円＋税)

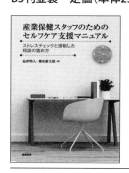

職場のストレスマネジメント（CD付き）

セルフケア教育の企画・実施マニュアル

島津明人 編著

厚労省の研究班によるヘルスケア普及・浸透のためのガイドラインで，個人向けストレス対策分野担当の編者による，セルフケア研修実施マニュアル。事業所の規模や職種，開催回数の異なる3種類の研修を紹介。使用教材は付属CDに収録。

主要目次
知識編
　個人向けストレス対策（セルフケア）の基本的な考え方／他
実践編
　Ⅰ　実践例1：仕事に役立つメンタルヘルス研修
　Ⅱ　実践例2：認知行動アプローチに基づいた集合研修式講習会
　Ⅲ　実践例3：問題解決スキルの向上を目的とした単一セッションによる集合研修

B5判並製　定価(本体3300円＋税)

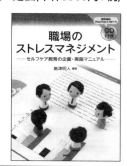

職場のポジティブメンタルヘルス
現場で活かせる最新理論

島津明人 編著

従業員のメンタルヘルス対策に役立つ最新理論の活かし方を第一線の研究者が実践例とともに紹介。すぐに使えるちょっとした工夫が満載。

主要目次
第Ⅰ部　職場のポジティブメンタルヘルスの考え方
　・健康の増進と生産性の向上は両立する！
　・"ワーカホリック"な働き方に要注意！/他
第Ⅱ部　組織マネジメントへの活用
　・チームのエンゲイジメントを観察して、チームの生産性を上げる
　・職場の人間関係のポイント/他
第Ⅲ部　セルフマネジメントへの活用
　・ポジティブ心理学の力
　・レジリエンス/他
第Ⅳ部　生活のマネジメントへの活用
　・よく働きよく遊べ！
　・パートナーの理解や助けは、仕事からのリカバリーに効く！/他

A5判並製　定価(本体1800円+税)

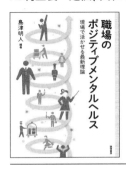

職場のポジティブメンタルヘルス2
科学的根拠に基づくマネジメントの実践

島津明人 編著

従業員のメンタルヘルス対策に役立つ最新理論を、第一線の研究者がわかりやすく紹介した好評書籍の第2弾。職場で簡単に使える工夫が満載。

主要目次
第Ⅰ部　セルフマネジメントへの活用
　・今、目標がありますか？
　・「ポジティブ」の流れにどうしても乗れないあなたに
　・仕事は成し遂げられると「信じる」ことが大切
　・Win-Winでなくてもよい？/他
第Ⅱ部　組織マネジメントへの活用
　・多様化する職場の組織力を高める
　・倫理風土と仕事の有意味感の関連性
　・ジョブ・クラフティングをうながす「しなやか」マインド・セット/他
第Ⅲ部　生活のマネジメントへの活用
　・仕事とのほどよい距離感
　・仕事とプライベートとのポジティブな関係

A5判並製　定価(本体1800円+税)

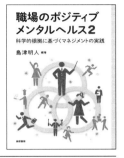

職場のポジティブメンタルヘルス3
働き方改革に活かす17のヒント

島津明人 編著

従業員のメンタルヘルス対策に役立つ最新理論を、第一線の研究者が紹介する好評書籍の第3弾。未知の時代のマネジメントが見える。

主要目次
第Ⅰ部　組織マネジメントの支援
　1　他者への貢献感がやる気を引き出す
　2　「人のため」は元気の源
　　　──プロソーシャル・モチベーションを活用したリーダーシップとは
　3　メンタリングは新人のためならず!?/他
第Ⅱ部　セルフマネジメントの支援
　8　気分は「伝染」する？
　　　──個人の感情が職場にもたらす影響
　9　身体活動量のセルフモニタリングによって生産性や活動性を高める/他
第Ⅲ部　実践！休み方改革
　13　休み方を考える
　　　──リカバリーを通じたワーク・エンゲイジメントの促進
　14　いきいきと働くための睡眠のとり方/他

A5判並製　定価（本体1900円＋税）

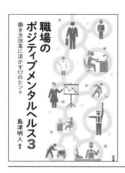

職場で出会うユニーク・パーソン
発達障害の人たちと働くために

原 雄二郎・鄭 理香 著

精神科産業医による発達障害者への接し方、指示の出し方等をユーモラスに解いた書。彼らとの日々に頭を抱えている人にお勧めの一冊。

主要目次
第1章　あなたの周りのユニーク・パーソン
　1　精神科の診断とユニーク・パーソン/他
第2章　「孤高の匠くん」と「魅惑のキューピッドちゃん」
　1　「孤高の匠くん」とは？/他
第3章　あなたの周りの「孤高の匠くん」
　1　高学歴を鼻にかける自慢屋の「孤高の匠くん」/他
第4章　あなたの周りの「魅惑のキューピッドちゃん」
　1　うつ病とされてしまった「魅惑のキューピッドちゃん」/他
第5章　ユニークが世界を救う！
　1　職場の新しいメンタルヘルス対策
　2　ユニーク・パーソンの自信を育もう！/他

A5判並製　定価（本体1800円＋税）

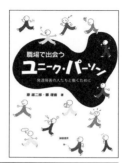